U0795969

健康孕育枕边书

李亚军 主编

陕西新華出版
陕西科学技术出版社
Shaanxi Science and Technology Press
西安

图书在版编目（CIP）数据

健康孕育枕边书 / 李亚军主编. -- 西安 : 陕西科学技术出版社, 2024. 8. -- ISBN 978-7-5369-9017-3

Ⅰ. R169.1

中国国家版本馆CIP数据核字第2024JD3284号

健康孕育枕边书

JIANKANG YUNYU ZHENBIANSHU

李亚军　主编

策划编辑　付　琨
责任编辑　潘晓洁　曾　珂
封面设计　卫晨亮　申　畅
版式设计　建明文化

出 版 者　陕西科学技术出版社
西安市曲江新区登高路 1388 号陕西新华出版传媒产业大厦 B 座
电话（029）81205187　传真（029）81205155　邮编 710061
http://www.snstp.com
发 行 者　陕西科学技术出版社
电话（029）81205180　81205178
印　　刷　西安五星印刷有限公司
规　　格　710mm × 1000mm　16 开本
印　　张　14
字　　数　202 千字
版　　次　2024 年 8 月第 1 版
2024 年 8 月第 1 次印刷
书　　号　ISBN 978-7-5369-9017-3
定　　价　58.00 元

编委会

· 主　编　李亚军

· 副主编　张维娜　贾　佳　任春艳

· 顾　问　米　阳

· 编　者　（排名不分先后）

师娟子　李　娜　曹引丽　韩　香　贺译平
郭　娜　董　晋　张春利　刘　星　俞春芝
王　瑞　张　明　徐叶红　邹红霞　刘　娟
贺同强　计　静　邱洪涛　李志斌　刘小英
谭宏伟　马晓红　徐　心　卜王军　张文杰
闫　锐　强　荣　蔡　娜　曹小竺　张　莉
刘振国　龚　辉　周丹丹　屈明利　高新茹
杨丽娟　白安胜　段　婷（法律顾问）
周瑞洁（视频）　刘　迪（视频）
蕾小蕾（绘图）

特别鸣谢

西北妇女儿童医院相关临床医疗团队
对本书的支持与指导

前言

怀孕，是每一位新手父母最期待、最渴望的幸福时光。孕育一个健康的宝宝是家庭成员共同的希望，但初为人父母，会有诸多迷茫和困惑。从孕前忙乱的准备，到辛苦而甜蜜的十月怀胎，再到忐忑的围生期，为了迎接一个新生命的到来，每一个家庭都倾注了全部的心血。如何轻松、平安、顺利地度过孕育小宝贝的生命历程，是每一位初为人父母者都迫切想知道的。

本书是西北妇女儿童医院产科、麻醉手术科、妇科、生殖中心、乳腺甲状腺外科、康复中心、妇女保健科、医学遗传中心、医学影像中心、口腔科、输血科等相关专家就孕产妇关心和困惑的问题，为大家提供的全面、系统、权威的孕期指导，涵盖了孕前准备、孕期产检、产后康复和护理等多个方面的内容。详细地告诉准妈妈们自身的变化、胎儿的生长发育、日常饮食营养和生活中的注意事项，以及产后如何康复和护理。本书就像孕产妇身边的一位亲人，陪伴大家度过从备孕到生产的整个过程，帮助大家消除恐惧和焦虑等消极情绪，掌握科学的孕育理念，树立正确的孕育信心。

通过本书，大家不仅能获得所需的孕育信息，还能从各种生动的临床案例中获得更多实战经验，从而认认真真做好孕前调适，轻轻松松掌握孕期知识，快快乐乐做好产后保健，高高兴兴养育健康的宝宝。本书是西北妇女儿童医院送给所有家庭的珍贵礼物，是一本值得信赖的孕育宝典。

本书在编写过程中由于时间紧，难免有不足之处，敬请您提出宝贵意见，供我们再版时修改。

西北妇女儿童医院院长 李亚军

2024年3月

目录

第三章

孕期需要注意的事情

第四章

孕期可能遇到的问题

第五章

做好生产的功课

第六章

产后常见问题和护理

第一章

健康备孕，不打无准备之仗

孕前检查

茫茫书海中你我相遇，这是何等的缘分！恭喜你，我亲爱的朋友，翻开这本书，意味着你已经开始为孕育一个新生命做计划啦。

打算生一个人类“高质量宝宝”，第一步就是要做好孕前检查。就让我们从这里开始学习吧！

孕前检查有哪些优惠政策？

✓ **增加产假**：孕前检查不光对妈妈和宝宝的健康有利，还能延长产假。比如陕西省计划生育条例中规定，女职工参加孕前检查，可在法定产假的基础上增加 10 天产假。

✓ **免费领叶酸**：到所在社区医院做孕前优生优育检查者可免费领取政府发放的叶酸。

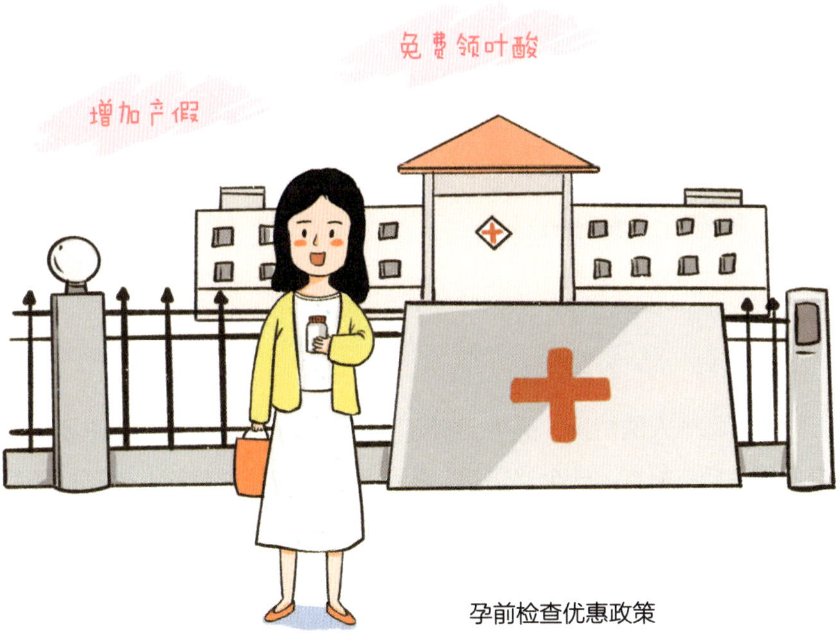

孕前检查优惠政策

什么时候进行孕前检查?

在准备怀孕前的 3 ~ 6 个月时，建议夫妻双方同时进行孕前检查。女性一般需要在月经干净后 3 ~ 5 天内检查。

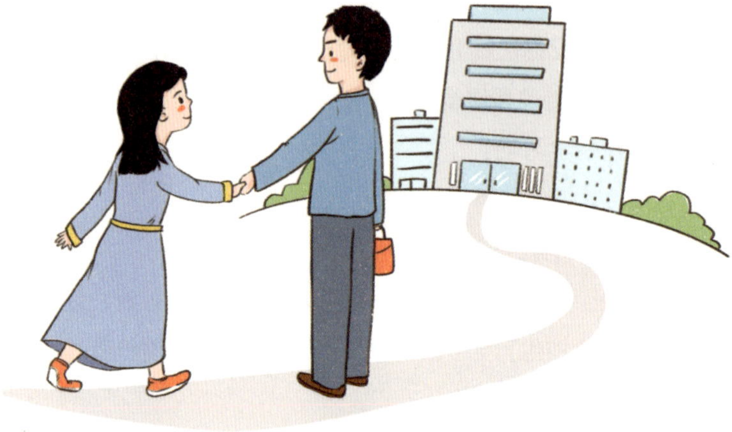

孕前检查

哪些人需要做孕前检查?

孕前检查适合所有备孕夫妇。存在以下情况更需要做孕前检查：

- ✓ 夫妻一方有遗传病史、精神疾病、慢性疾病等。
- ✓ 有不良孕产史。
- ✓ 夫妻双方工作中会接触有害物质。
- ✓ 年龄≥ 35 岁的初产妇。
- ✓ 饲养宠物的夫妇。

男性孕前检查的项目有哪些?

根据每个人的情况，医生会制订不同的检查方案。男性最主要的检查项目是精液检查，一个“快活”的小操作——留取精液，就可以很好地了解男性的精子质量，如精子活力、数量、畸形率等，同时也能帮助判断男性是否患有前列腺炎等疾病。另外，就是传染性指标检查，包括肝炎、梅毒、HIV 等，因为这些病毒是可以传染的，可能影响宝宝的健康。

● 女性孕前检查的项目有哪些?

相较于男性，女性的检查项目会多一些。当然无论什么检查方案，都是为了更好地孕育宝宝做准备。

★ 体重（计算 BMI）

想要怀孕，过胖或过瘦都不好。太胖可能会增加妊娠期糖尿病、高血压、甲状腺功能异常、多囊卵巢综合征（polycystic ovary syndrome，PCOS）等疾病的风险；太瘦可能会影响排卵，导致不孕。

★ 血压、心电图、心脏 B 超

孕期血容量增加，会加重心脏负荷，因此需谨慎评估。

★ 实验室检查

✓ 血常规：了解孕前是否存在贫血、血小板异常等情况。

✓ 肝肾功：通过检查转氨酶是否正常，进而了解肝脏代谢状况。

✓ 甲功：甲状腺功能异常如果发生在孕早期，容易引起流产；发生在中晚期，容易影响胎儿各组织器官尤其是大脑的发育。若有异常，应及时就诊。

✓ 血糖：空腹血糖的正常值是 3.8 ~ 5.6 毫摩尔 / 升，≥ 5.6 毫摩尔 / 升时，要排除糖尿病前期。为了降低妊娠期糖尿病对母体和胎儿的影响，准妈妈们在孕前就要学会控制体重及监测血糖了。

✓ 肝炎、梅毒、艾滋病：这些疾病会通过血液和母婴传播，若有感染，建议先去相关科室治疗后再怀孕。

✓ TORCH：包括弓形虫、风疹病毒、巨细胞病毒、单纯疱疹病毒等。如 IgG 阳性，表示以前感染过病毒或注射了相关疫苗，有病毒感染后产生了抗体；如 IgM 阳性，表示近期已感染或者现处于感染期，应暂缓怀孕。

✓ 血型全套：明确是否为稀有血型。

✓ 性激素检查（月经期第 2 ~ 3 天）：了解卵巢的储备功能及内分泌情况。

✓ 尿常规：了解肾脏功能，检查有无泌尿系统感染。

✓ 叶酸代谢基因检测：指导补充叶酸的剂量及时间。

✓ 必要时进行染色体和基因筛查。

★ 妇科检查

✓ 白带：了解阴道环境，明确是否有细菌、滴虫、衣原体、支原体感染。

✓ HPV、TCT 联合筛查宫颈病变：孕期抵抗力低下，容易感染 HPV 或导致 HPV 感染加重。

✓ 有无生殖道畸形等情况。

★ 妇科 B 超

了解子宫及附件情况，了解有无子宫肌瘤、卵巢囊肿等情况。

★ 其他检查

如口腔检查。怀孕后女性体内的雌激素、孕激素等变化会诱发或加重原有口腔疾病。所以，建议孕产妇在孕前半年进行口腔健康检查，做到早发现、早预防、早治疗。

需要强调的是，即使一孩做了孕前检查，生二孩、三孩前还是要再做一次。一是可以检查出身体状况如何，评估女性是否可以承受下一次怀孕的负荷，男性能否达到自然受孕的标准；二是可以了解男女双方是否合并其他不适合怀孕的疾病，提前做好保障工作。

· 小剧场 ·

怀孕后，要把宠物送走？

叶酸

就像渴了要喝水一样，如今备孕期补充叶酸也成了一件很平常的事情。但你知道这小小的叶酸具体有什么作用吗？

• 什么是叶酸?

叶酸也叫维生素 B_9，是一种水溶性维生素，它富含于新鲜的蔬菜、水果、肉类等食品中，是人体细胞生长和繁殖所必需的元素，也是孕妇的营养素补充剂。

• 为什么孕前就要开始补充叶酸?

围受孕期缺乏叶酸，会增加宝宝出现无脑儿、脊柱裂、脑脊膜膨出等神经管缺陷（anisotrophy of cerebromedullary tube，NTDs）的概率。

孕早期缺乏叶酸还会增加流产、早产、巨幼细胞贫血、子痫前期等疾病的发病风险。

孕妇对叶酸的需求量比普通人高 4 倍，但人体自身不能合成叶酸。虽然很多食物中都含有叶酸，但天然叶酸稳定性差，在储存、运输、加工和烹调过程中损失率很高。因此，从孕前开始补充叶酸尤为重要。

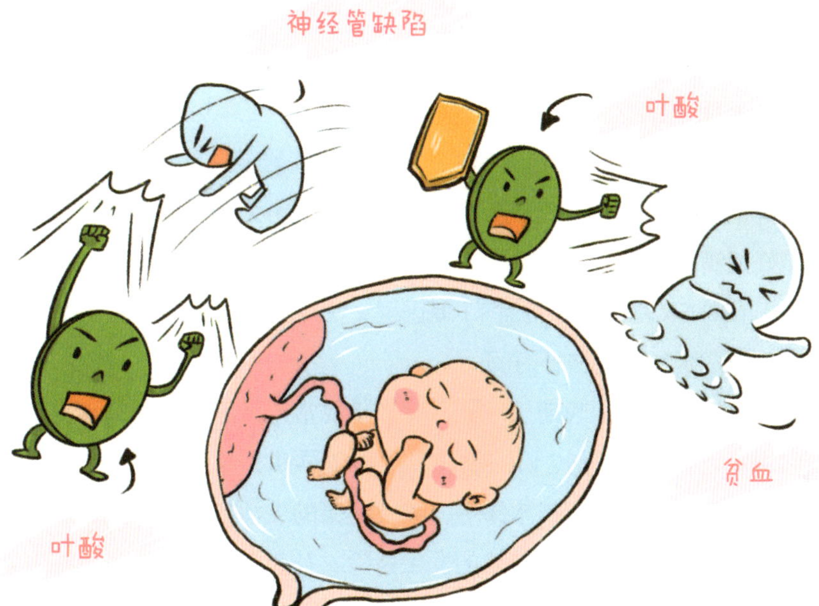

叶酸的功能

● 如何补充叶酸?

✓ 无高危因素的女性：从可能妊娠或孕前至少 3 个月开始，补充叶酸 0.4 ~ 0.8 毫克 / 日，至少到怀孕 3 个月。

有这 3 种情况的女性要酌情增补或延长孕前增补时间：①新鲜蔬菜和水果食用量小；②血液叶酸水平低；③备孕时间短。

✓ 有神经管缺陷生育史的女性：建议从可能妊娠或孕前至少 1 个月开始，增补叶酸 4 毫克 / 日，直至妊娠满 3 个月。

✓ 自身或家族有部分缺陷疾病的女性：自身或家族二级直系亲属中有患先天性脑积水、先天性心脏病、唇腭裂、肢体缺陷、泌尿系统缺陷的女性，建议从可能妊娠或孕前至少 3 个月开始，增补叶酸 0.8 ~ 1.0 毫克 / 日，直至妊娠满 3 个月。

✓ 受疾病或药物影响的女性：患糖尿病、肥胖、癫痫、胃肠道吸收不良性疾病，或正在服用会增加胎儿神经管缺陷发生风险药物（如服用卡马西平、丙戊酸、苯妥英钠、扑米酮、苯巴比妥、二甲双胍、甲氨蝶呤、柳氮磺吡啶、甲氧苄啶、氨苯蝶啶、考来烯胺等）的女性，建议从可能妊娠或孕前至少 3 个月开始，增补叶酸 0.8 ~ 1.0 毫克 / 日，直至妊娠满 3 个月。

✓ 高同型半胱氨酸血症的女性：建议增补叶酸至少 5 毫克 / 日，且在血清同型半胱氨酸水平降至正常后再受孕，并持续增补叶酸 5 毫克 / 日，直至妊娠满 3 个月。

✓ MTHFR 基因 677 位点 TT 基因型女性：可根据个体情况酌情增加补充剂量或延长孕前增补时间。

此外，建议孕中晚期、哺乳期女性除经常摄入富含叶酸的食物外，继续增补叶酸 0.4 毫克 / 日。建议备孕和孕早期女性多食用富含叶酸的食物，如绿叶蔬菜和新鲜水果等，养成健康的生活方式，保持合理的体重，从而降低胎儿神经管缺陷的发生风险。补充含有叶酸的多种维生素效果会更好，可减少其他出生缺陷的发生概率。

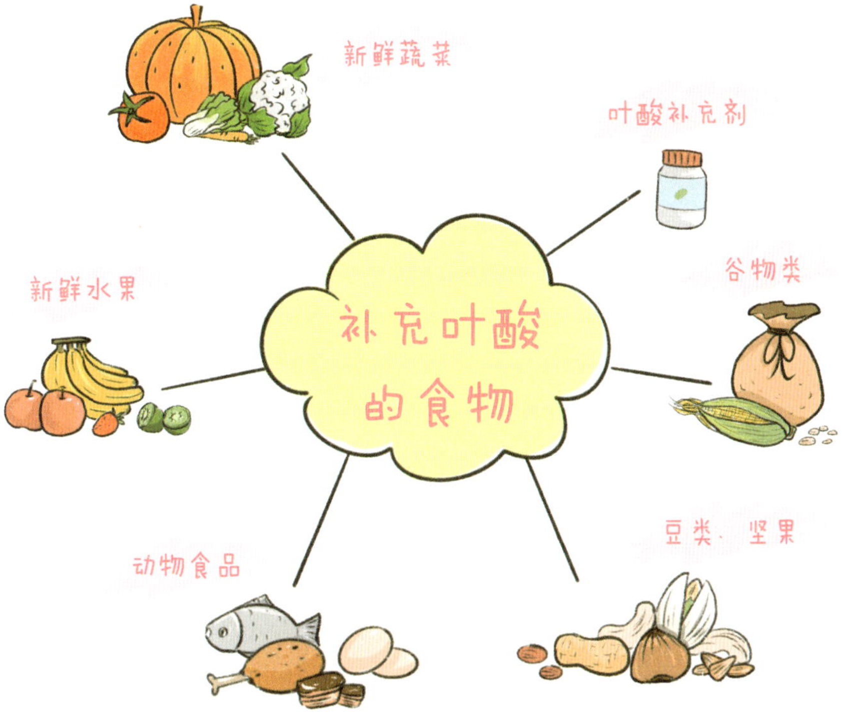

补充叶酸的食物

怀孕的五个“最佳”

● 最佳怀孕间隔

★ 顺产后多久可以再怀孕?

一般来讲，顺产且没有母乳喂养的女性，间隔 1.5 ~ 2 年再怀孕会比较好；如果母乳喂养，时间需酌情延后。

★ 剖宫产后多久可以再怀孕?

前后两次剖宫产的时间应相隔 2 年以上最合适。因为剖宫产的刀口愈合速度较慢，如果短时间内再次怀孕，随着胎宝宝的不断发育，母体子宫增大，子宫内壁变薄，很容易使处于愈合期的伤口破裂，危及孕妈妈和胎儿的安全。

• 最佳怀孕年龄

2022 年 1 月，美国生殖医学学会（ASRM）实践委员会和生殖内分泌与不孕症学会实践委员会在生殖领域的著名期刊 *Fertility and Sterility* 上发表了基于专家意见的共识，女性的最佳生育年龄是 20 ~ 30 岁。随着年龄的增加，当女性 35 岁之后，就被划分为生殖界的“高龄”区域。当女性 40 岁之后，与 20 ~ 30 岁的女性相比，不仅生育能力大大下降，随之而来的不孕、流产、胎儿发育畸形、产科并发症等也逐渐增多。

同样，对于男性而言，也存在生育力的“分水岭”。男性的精液参数在 35 岁后会明显下降。

因此，如果条件允许，生育还是要“趁早”。35 岁之后备孕的女性，如果备孕时间超过 6 个月仍然没有成功怀孕，建议就医咨询。

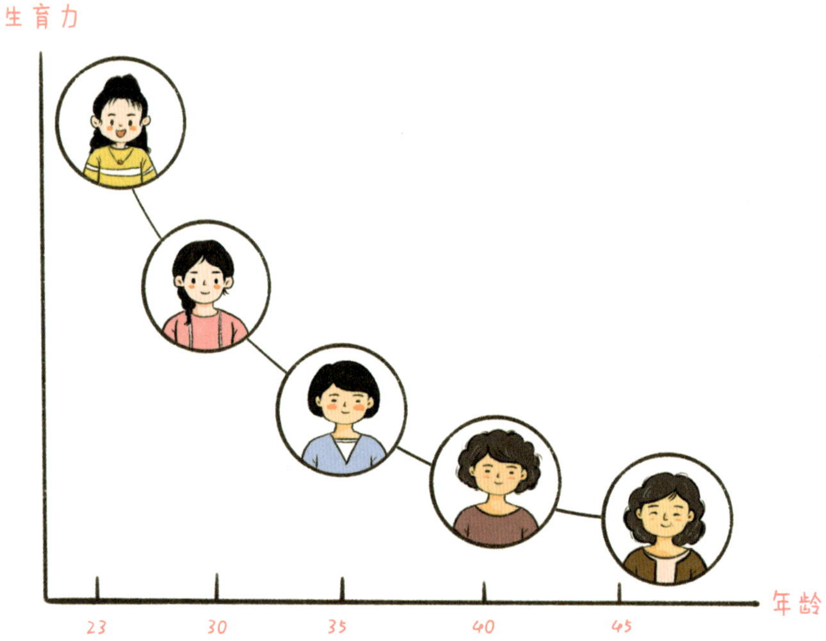

生育年龄

• 最佳受孕时间

最好的受孕时间是女性在排卵前的 6 天之内，并不是排卵的那一瞬间。月经周期约 30 天的女性，推测排卵日是月经第 16 天左右。最好的受孕时间在月经第 11 天到第 16 天之间。距离排卵期越近，怀孕概率越高。而排卵日及之后同房，怀孕的可能性就会开始下降。

• 最佳同房频率

在最佳受孕时间内，每天、每隔 1 天、每 3 天同房一次的怀孕概率是相似的，每 1 ～ 2 天同房一次时，怀孕概率最高。但在最佳的受孕时间——6 天内仅仅同房一次时，怀孕概率最低。最佳的同房频率最好由夫妻双方在最佳受孕时间内，根据偏好来确定。

• 最佳助孕姿势

网络上曾经流行过关于“助孕”姿势的建议：同房时男上女下、侧卧位和后入位，用枕头垫高臀部，同房后倒立、不要马上起身站立等，认为这样有助于更好、更快地受孕。这种考虑问题的角度在于保证排精后，精子“军团”尽可能地靠近女性子宫颈，让精子更快、更多地进入女性体内。这种说法看似有理，实则缺乏科学依据。精子“军团”如此艰辛的寻亲过程，远非简单的地心引力所能解释和掌控的。

其实对于怀孕这件事，各种同房体位之间并没有太多差异，大可不必强人所难。一场完美的同房会让人心情愉悦，很大程度上能提高受孕的概率。有研究证明，体会到高潮的人，比只会把同房当任务的人更容易怀上宝宝。总之，同房本是愉悦的事，可顺心所欲，而不要把它当成一种负担。

预测排卵日

知己知彼，方能一击即中。对于积极备孕的夫妻来说，预测排卵日是非常重要的事情。如果去医院就诊，经阴道 B 超是目前最准确的监测方法。如果在家里监测，根据自己的喜好和习惯，有 4 种方法备选：

● 月经周期推算法

可以借助日历或手机 App 来记录和推算。月经周期是指本次月经来潮第一天到下次月经来潮第一天的时间，月经规律时平均时间大概为 30 天，提前或推后 1 周之内、只要月经规律来潮都是正常的月经周期。

排卵日一般为月经周期的中间时间，精确的推算方法是：排卵日（月经来潮第 N 天）= 月经周期 − 黄体期（女性黄体期比较固定，一般为 14 天），因此最佳受孕时间为月经第 $N-5$ 天至第 N 天。

如果看到这里仍有些茫然，可以通过一个简单的例子来说明：比如月经周期为 30 天的女性，排卵日 =30−14，其排卵期为月经第 16 天，最佳受孕时间为第 16−5 天至第 16 天，即月经第 11 天至第 16 天。

同理，月经周期为 28 天的女性，排卵日 =28−14，其排卵期为月经第 14 天，最佳受孕时间为第 14−5 天至第 14 天，即月经第 9 天至第 14 天。

● 排卵试纸法

排卵通常发生在尿排卵试纸测到强阳后的 48 小时内，假阳性率约为 7%。很多药店都能买到尿排卵试纸，购买时请注意是排卵试纸，不是妊娠试纸，别买错啦！

尿排卵试纸可以在家使用，简单方便。月经规律的女性，一般建议从月经第 8 ~ 10 天开始，每天在固定时间监测，直至排卵期。

很多朋友在监测过程中，容易疑惑的是：什么是强阳？其实只要测到阳性，测试纸有反应，就可以安排同房。因为最佳受孕时间是一段时间，不一定非得等测试结果与对照颜色一样时再安排同房。

宫颈黏液监测法

排卵期会有白带增多、黏液栓从阴道排出的现象，这是正常的，也是预测排卵的一种方法。在排卵前 5 ~ 6 天，体内雌激素水平开始增加，并在排卵前 2 ~ 3 天内达到峰值，这时候的宫颈黏液润滑而清澈，在这时候同房的受孕率最高。

基础体温监测法

使用体温监测法，通常需要在早晨起床后、没有任何干扰因素时测定。没有干扰因素是指没有任何运动、没有吃饭喝水、没有生气、没有生病等。一般可以在早晨刚睁开眼、躺在被窝里时就测体温。

女性的基础体温会随着月经周期而变动，在排卵前的卵泡期内体温较低，排卵日最低，排卵后体温会升高 0.3 ~ 0.6 摄氏度。监测体温经常会有一种“后知后觉”的感觉，等到哪一天体温升高时，才发现原来前一天体温最低！所以，很有可能就会错过排卵日了。

读到这里，有没有觉得自己有用的知识又增加了？预测排卵日的方法没有好坏，选择适合自己的就行。

受精卵形成条件

卵子自卵巢排出后经过输卵管伞端拾捡，到达输卵管壶腹部，她将在这里守株待兔。卵子的存活时间是 1 ~ 2 天，在这段时间里，她翘首以盼，期待心仪的精子“军团”到来。如果 1 ~ 2 天后，期待的心仪对象没有出现，卵子将含泪而终。

精子“军团”自排出后，带着美好的希望，在其仅仅 2 ~ 3 天的寿命里，经过阴道、宫颈管、宫腔、输卵管间质部和狭部等层层关卡，到达壶腹部，完成其艰辛旅程。如果与卵子相遇，将开启美好人生。如果超过时间，心仪对象没有出现，精子“军团”也会全军覆没，错失良好姻缘。

精子“军团”的数量和质量、激素水平、阴道的酸碱环境、宫颈黏液、宫腔环境以及输卵管的环境等皆是影响良好姻缘的重要因素。

促排卵药

小故事

“什么‘神药’啊，把人坑死了！我再也当不成妈妈了！”王女士声泪俱下地哭诉。王女士到底经历了什么？又是什么神药，不仅病没治好，还让人陷入了如此困境？事情得从5个月前说起……

事情是这样的，王女士的丈夫是家中独子，听说有一种“多子丸”能让人生多胞胎，在全家“多子多福”的厚望下，王女士迫不及待地买回药吃了。5个月后，王女士发现怀孕，到家附近的医院一检查，发现怀的竟是四胞胎！

全家都喜出望外！可紧接着便是晴天霹雳。四胞胎发育不好，有早产迹象。后虽经医生努力，但四个孩子都没保住，王女士的身体也受到了严重伤害。更令人遗憾的是，王女士今后很可能再也做不成母亲了。

那么，真的可以用“多子丸”来满足“一次多胎”的家庭愿望吗？

“多子丸”也称“多子神药”，从名字上就迎合了很多人“多子多福”的心理。类似服用“多子丸”怀上多胞胎的新闻，一搜一大把，同时也反映了“多子丸”在民间的流行程度和滥用程度。

• 什么是“多子神药”？

所谓“多子神药”就是促排卵的药物，包括克罗米芬（枸橼酸氯米芬片）、来曲唑、尿促性腺激素、重组人促卵泡激素（果纳芬），等等。可用于经期不准或是无排卵性月经的患者，属于处方药。其中，大家最常听说的口服促排卵药是克罗米芬（枸橼酸氯米芬片）和来曲唑片。

克罗米芬相对来说怀孕的概率会比较低，它虽然促进了卵泡的生长，但是抑制了内膜的生长，所以内膜和卵泡的发育不同步，目前用得相对较少。

来曲唑使用较多，它的排卵率和排卵效果是非常好的，对内膜的影响也略小，一般不会抑制内膜的生长，卵泡的发育和内膜的发育能达到一个同步状态，所以妊娠率会高一些。

医生会根据患者的具体情况，选择不同的药品。

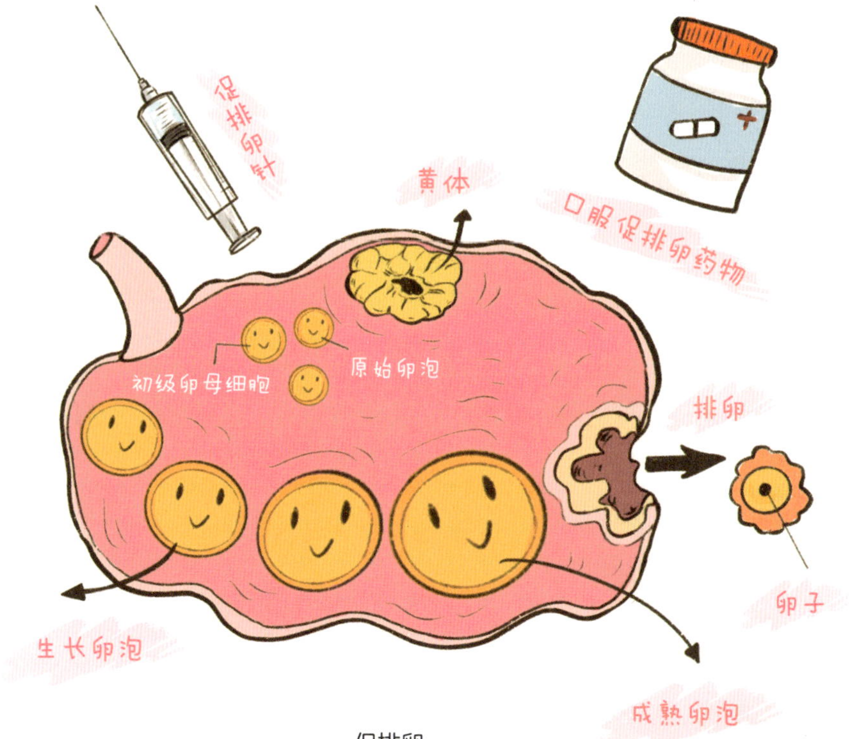

促排卵

• 有风险，遵医嘱

促排卵药必须在专业医生的指导与跟踪监护下服用。促排卵药可以通过促进排卵增加受孕的机会，在一定程度上促进怀双胞胎的概率，但是不管多胎愿望多么强烈，也最好不要采取这种极端的方法。

• 为什么说促排卵药物有风险？

促排卵药物的用法、用量十分精妙与讲究，不能私自服用，应在专业医生用 B 超密切监测排卵情况下服用，从而减少或避免并发症。

服用剂量过大或时间过长可能会引发卵巢过度刺激综合征，进而可能导致盆腔积液、胸腔积液、腹水、肝肾功能衰竭，甚至有可能危及生命，也可能导致围绝经期提前、女性早衰等严重后果。

所以，请有此想法的家庭务必引起注意啦！促排卵药可不能乱用！“多子神药”更是无稽之谈！

| 试管婴儿 |

• 什么是试管婴儿？

试管婴儿是体外受精－胚胎移植技术的俗称，是指采用人工方法让卵细胞和精子在体外受精，并进行早期胚胎发育，然后移植到母体子宫内发育而诞生婴儿的技术。包括一代试管婴儿（常规体外受精－胚胎移植 IVF）、二代试管婴儿（卵胞质内单精子注射 ICSI）及三代试管婴儿（胚胎种植前遗传学检测 PGT）技术。

• 试管婴儿是在试管里长大的吗？

不是的。试管婴儿胚胎只有最初的 3 ～ 5 天是在试管里培育，随后就会被医生移植回妈妈的子宫。所以试管宝宝也是在妈妈肚子里长大的。

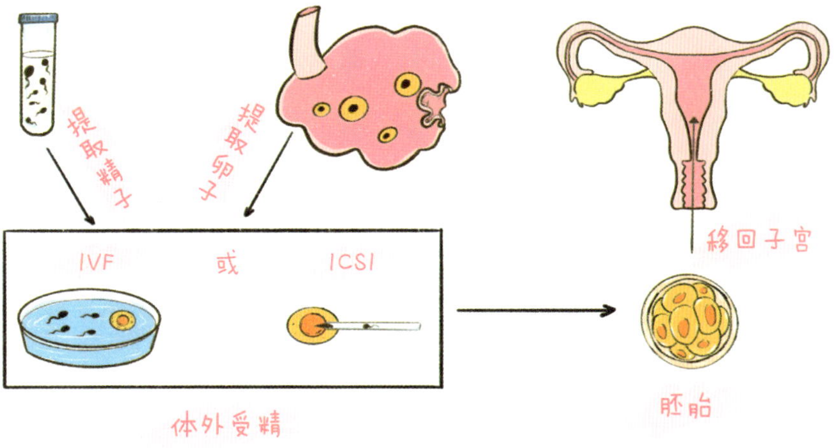

第一章

试管婴儿步骤

● 试管婴儿可以选择男女吗?

虽然技术上是可以的，但不可以这样做！我国禁止非医学指征的性别鉴定，所以，除非是遗传疾病需要通过基因筛查选择性别，否则，因其他原因选择性别都是违法的！

● 试管宝宝是自己亲生的吗?

通常情况下，妈妈提供卵子，爸爸提供精子，试管宝宝是夫妻双方的孩子。遇到极个别情况，比如夫妻一方或双方不能提供精子或卵子，需要寻求社会捐赠，医生会提前和患者进行充分沟通。这种情况下，孩子就和父母一方或者双方没有血缘关系。

● 只想要娃，不想结婚，可以做试管婴儿吗?

我国法律规定，做试管婴儿的双方必须是合法夫妻，所有“借精”“借卵”的行为都属于违法行为。

● 试管婴儿需要剖宫产吗?

试管婴儿并不是剖宫产的指征。只要产妇想试产，并且产道适合、胎儿大小合适、没有严重的合并症等，产妇都可以尝试自然分娩。

第二章

孕前可能遇到的问题

| 子宫肌瘤 |

• 什么是子宫肌瘤?

子宫肌瘤是子宫平滑肌细胞增生而成的良性肿瘤，常见于育龄期女性。很多患者无自觉症状，多通过体检发现。部分患者可出现月经异常、腹部肿块、白带增多、下腹坠胀等表现。有些患者更会因为子宫肌瘤而导致不孕。

• 备孕期不同部位子宫肌瘤的处理原则是什么?

如果把子宫比喻成一个小房间，按照肌瘤的生长位置不同，可分为以下几种类型：

✓ 宫颈肌瘤（门口）：发生率较低，但可能压迫输尿管、膀胱，会阻碍精子和卵子相遇，导致不孕。有的还会生长至阴道，出现子宫出血、感染等情况，需进行手术切除。

✓ 黏膜下子宫肌瘤（房间里）：黏膜下子宫肌瘤不但会导致月经异常，还会直接影响宫腔环境，阻碍受精卵着床，引发流产。若肌瘤生长位置低，往往会导致妊娠后期及分娩时出现异常情况。建议最好在孕前进行子宫肌瘤治疗。

✓ 肌壁间子宫肌瘤（墙体中）：①较大的肌壁间肌瘤：一般会导致白带增多、腹部包块、阴道出血，压迫症状、习惯性流产等症状也有可能增加，妊娠后可能会引起流产、早产、难产、产科出血。建议最好咨询医生。②小于 3 厘米的肌壁间肌瘤：对妊娠的影响不大，可暂不考虑治疗，先怀孕。

✓ 浆膜下子宫肌瘤（房间外）：浆膜下子宫肌瘤一般对怀孕及分娩影响不大，但如果肌瘤较大，生长在子宫下段，就可能压迫膀胱或者直肠，引起尿频、尿急、便秘等，影响正常生活。带蒂的浆膜下子宫肌瘤容易发生扭转，可能需要急诊手术。

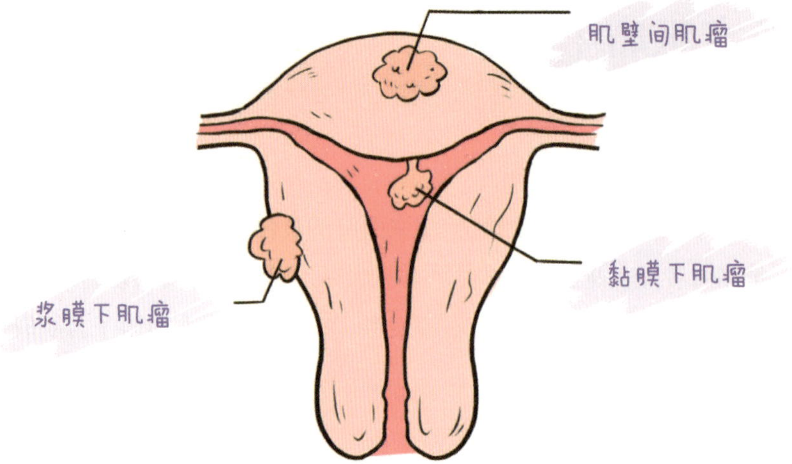

子宫肌瘤的位置

- **子宫肌瘤术后多久可以怀孕?**

如果子宫肌瘤小，位于黏膜下，做宫腔镜剔除肌瘤后，3个月后就可以怀孕。

如果子宫肌瘤比较大，在肌壁间，对子宫肌壁损伤较大，手术以后要等待半年以上才可以怀孕。

在子宫肌瘤与怀孕问题上，还是要个性化治疗，依据肌瘤的大小、生长部位、数目、是否有月经异常等症状来综合考虑和评估。建议准妈妈们和医生多沟通，选择最适合自己的治疗方案。

| 支原体感染 |

- **检查单上的支原体是什么?**

支原体既不是细菌，也不是病毒，而是介于两者之间的微生物。支原体是一类没有细胞壁、高度多形性、能通过滤菌器、可用人工培养基培养增殖的最小原核细胞型微生物。广泛存在于人和动物体内。

大多数支原体是无害的，对人致病的只有少数，比如肺炎支原体、解脲支原体、人型支原体和生殖支原体等。其中，肺炎支原体可引起肺炎；人型支原体、解脲支原体和生殖支原体不仅可引起泌尿生殖道感染，还与流产、产后发热、不孕不育及胎儿宫内发育迟缓有关，经产道感染可致新生儿肺炎或脑膜炎。

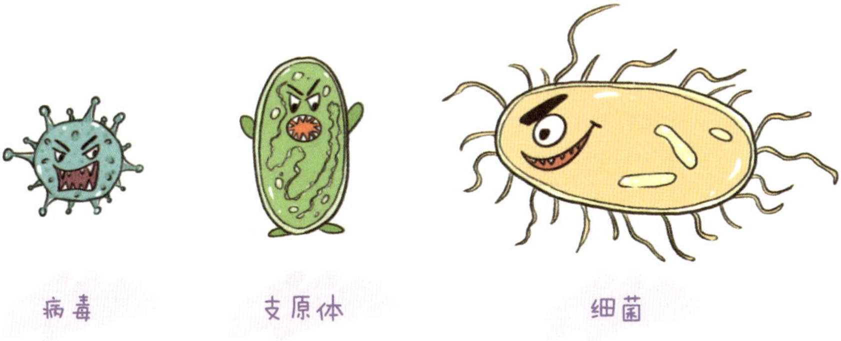

病毒、支原体、细菌对比

● 支原体感染有什么危害?

✓ 妇科炎症：以宫颈炎和盆腔炎最为常见，大多数患者无症状，有症状的主要表现为阴道分泌物增多，呈黏液脓性，阴道分泌物刺激可引起外阴瘙痒及灼热感等。

✓ 尿路感染：可出现尿急、尿频、尿痛等尿路感染相关症状。

✓ 不孕不育：支原体感染、衣原体感染与复发性流产及不孕直接相关，临床中应做好孕期早期筛查，及时发现感染并积极治疗。支原体寄居于男性泌尿生殖道可引发尿道炎、慢性前列腺炎、附睾炎等，可导致精液生化改变和精子活性降低，从而影响男性不育。

✓ 妊娠期感染：妊娠期女性出现生殖道支原体感染以解脲支原体为主，可增加胎膜早破、早产、宫内感染、产褥感染、产后出血等不良妊娠结局的发生率。

● 备孕期支原体感染要不要治疗?

如果男女双方仅检测支原体阳性，但均无泌尿生殖道感染的相关症状，考虑为携带者，不必治疗。

支原体感染治疗后症状消失，仅实验室检查结果为阳性时，考虑转为携带者，不必继续进行药物治疗。

女性若确诊为支原体感染，且合并有症状，建议性伴侣同时治疗，期间避免无保护性交。

● 如何治疗支原体感染?

治疗泌尿生殖道支原体感染的常见方案如下（具体需遵医嘱）：

✓ 推荐方案：口服多西环素 100 毫克，每日 2 次，共 7 天，随后口服莫西沙星 400 毫克，每日 1 次，共 7 天。

✓ 替代方案：口服多西环素 100 毫克，每日 2 次，共 7 天，随后口服西他沙星 100 毫克，每日 2 次，共 7 天。（来源：《中国生殖支原体感染诊疗专家共识（2024）》）

✓ 采用支原体培养加药敏试验的应根据药敏结果选用合适的抗生素来进行治疗。

建议支原体阳性患者的伴侣同时采集标本做支原体培养和药敏实验，如果后者支原体培养结果为阳性应双方同时进行治疗，避免再次交叉感染，减少耐药支原体的产生。需要提醒的是，治疗期间严禁性生活或使用避孕套，治疗后需要随访复查，采用培养法应在停药后 2 周复查。

| 高龄产妇 |

● 高龄产妇的医学定义是什么?

一般认为，高龄产妇是指年龄大于 35 周岁的女性，也有学者认为可定义到 40 岁以上。35 岁以上女性卵子的数量及质量有所下降，妊娠成功率下降且受孕后流产或染色体畸形的可能性增大。

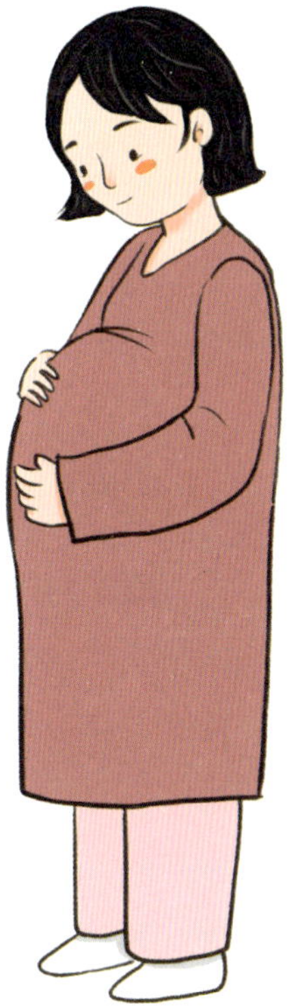
高龄产妇

● 高龄产妇将面临哪些风险？

高龄产妇若原来存在基础疾病，如糖尿病、高血压、肾脏及心脏疾病等，怀孕后，这些基础疾病会加重。所以遇到高龄产妇，医生会评估其妊娠风险。这些风险包括流产、出生缺陷（染色体异常、结构异常等）、妊娠期高血压疾病、妊娠期糖尿病、胎儿生长受限、早产和死胎、高剖宫产率、产科出血等。

● 高龄产妇如何做好生育准备？

✓ 孕前咨询时，尽可能将自己的病史详尽地告知医生，包括慢性疾病、孕产史、手术史等，重点告知是否患有糖尿病、高血压、肾脏疾病、甲状腺功能异常及心脏疾病等（可通过测血压、听心肺、血尿化验、心电图、超声检查等确诊），以便孕前充分评估妊娠风险。

✓ 有遗传病、传染病（肝炎、结核、梅毒、艾滋病等）而准备妊娠的女性，应去寻求专科医生的评估和指导，评估合格后方可备孕。

✓ 健康的生活方式。包括饮食上注意营养均衡、粗细搭配；选择适当的运动方式，如快步走、游泳、瑜伽等；控制体重（体质指数 BMI=体重 ÷ 身高 ^{2}）。

✓ 既往生育过神经管缺陷儿（无脑儿、脊柱裂、脑积水等）的孕妇，尤其要注意足量补充叶酸。

✓ 合理用药，如果遇到感冒、发热等情况，一定要告知医生备孕计划，并遵医嘱服药，避免使用可能影响胎儿正常发育的药物。

✓ 避免密切接触宠物（猫、狗等）。

✓ 改变不良的生活习惯（如吸烟、酗酒、吸毒等）及生活方式（熬夜）；避免高强度的工作、高噪声环境和家庭暴力。

✓ 保持心理健康，解除精神压力，预防孕期及产后心理问题的发生。

· 小剧场 ·

怀不上宝宝，别光顾着查女方

· 小剧场 ·

弱精子症患者能生育吗？

| 子宫内膜薄 |

众所周知，子宫是孕育生命的场所，她就好比是一个房间，内墙附有子宫内膜。每个月，内膜都做好准备，等待新生命的来临。然而，遗憾多过惊喜，于是，妇女之友“大姨妈”来敲门了。

• 子宫内膜的正常厚度应该是多少？

女性在不同时期，子宫内膜的厚度是不一样的。简单来说，子宫内膜的增厚依靠的就是雌激素、孕激素的作用。快来月经的时候，子宫内膜会因为雌激素、孕激素撤退而剥脱，形成月经。

青春期第一次来月经前，子宫内膜很薄，基本无法测量厚度。到了绝经以后，因为没有足够量的雌激素刺激，子宫内膜再次变得很薄，一般在 4 毫米以下。而对于育龄期的女性来说，子宫内膜厚度是在动态变化的。

女性在每次来月经时子宫内膜会脱落，月经结束后内膜最薄，然后再增生，至下次月经来潮再脱落，周而复始。以月经周期 28 ~ 30 天为例，刚来完月经，内膜厚 1 ~ 3 毫米；到排卵前，内膜可以达到 9 ~ 12 毫米；到下次月经来前可以厚到 10 ~ 14 毫米。

● 子宫内膜为什么会过薄？

子宫内膜过薄最常见的因素是炎症和医源性因素。另外，还包括生殖内分泌异常、局部血流量异常以及药物作用等。

✓ 炎症：急性或慢性感染可导致子宫内膜基底层的破坏。如子宫内膜炎、盆腔炎、子宫内膜结核等。

✓ 医源性损伤：人工流产或刮宫术会损伤子宫内膜，如果过度刮宫或反复进行人工流产，可能导致子宫内膜基底层受损而无法再生。

✓ 生殖内分泌异常：过度节食、暴力减肥、体重下降过快；精神压力过重、焦虑、抑郁状态；过度劳累、熬夜等导致的低雌激素水平。

✓ 血流量异常：严重贫血导致子宫缺血缺氧；子宫肌瘤的压迫导致局部血流供应减少等。

✓ 药物作用：服用避孕药物可能使体内雌激素保持在较低水平而导致子宫内膜变薄，通常停药后可以恢复。克罗米芬等促排卵药物也可能引起雌激素抑制而导致子宫内膜过薄。

● 子宫内膜薄会影响怀孕吗？

我们通常所说的薄型内膜或者说会影响怀孕的内膜厚度，是排卵前的内膜厚度。大量的研究表明，子宫内膜在排卵前达到 7 毫米以上，受孕成功的概率很大，但不是说 7 毫米以下就一定不成功。目前成功受孕的案例中有多例子宫内膜厚 4 毫米的受孕及活产报道。所以我们仅仅用子宫内膜这一项指标评估能否顺利受孕过于武断，需要多个因素综合分析检查。

| 输卵管造影 |

输卵管在女性生殖系统中虽然体积不大，但是她的地位无可替代，因为她是生命的种子通向希望田野的必经之路。在这条路上，精子和卵子相遇，就需要道路畅通无阻。如果输卵管出现问题，则精卵不能结合，进而会导致不孕。

在因输卵管问题导致的不孕症治疗中，子宫输卵管造影（hysterosalpingography，HSG）作为一线排查手段，在临床中广泛应用，是很多备孕不顺利的女性都会面临的一项检查。

• 什么是子宫输卵管造影？

子宫输卵管造影是通过导管向子宫腔及输卵管注入造影剂，在X线下透视和摄片，根据造影剂在输卵管及盆腔内的显影情况，了解输卵管是否通畅、阻塞部位及子宫腔的大小形态。

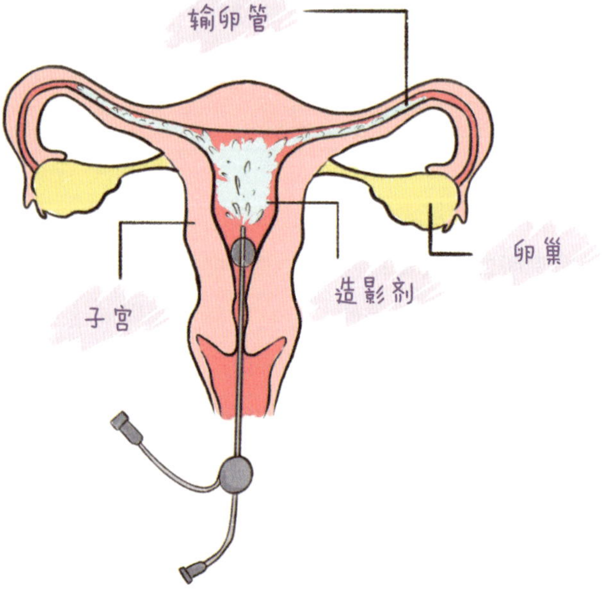

子宫输卵管造影

● 备孕期做子宫输卵管造影可以检查出哪些情况?

输卵管造影能查出是否有输卵管粘连或堵塞，同时可以明确输卵管堵塞的部位。检查的过程也可以起到疏通与治疗的目的。当然也有一些情况是输卵管造影检查后仍然不能怀孕的，比如完全性输卵管阻塞。这种情况下做造影检查可以明确诊断，但是造影后怀孕的概率依然很低，需要进一步临床治疗。

除此之外，造影检查还可以了解子宫的形态，有助于了解不孕不育的原因。

● 哪些人可以做子宫输卵管造影?

✓ 想了解输卵管形态、输卵管是否通畅及阻塞部位。

✓ 了解宫腔形态：有无畸形、有无宫腔粘连、有无子宫黏膜下肌瘤、有无内膜息肉及异物。

✓ 内生殖器结核非活动期。

● 哪些人不可以做子宫输卵管造影?

✓ 内外生殖器急性或亚急性炎症者；不明原因的进行性子宫出血者。

✓ 月经期，产后、流产、刮宫术后 6 周内。

✓ 碘过敏者。

✓ 严重的全身性疾病，不能耐受者。

● 造影检查前的注意事项有哪些?

✓ 月经干净 4 ～ 8 天进行。

✓ 化验白带、感染四项、血常规、凝血情况，做心电图。

✓ 碘过敏试验。

✓ 术前排空大小便。

✓ 不宜空腹造影。

✓ 认真阅读输卵管造影知情同意书。

| 乙肝 |

父母孕育生命，本是充满着艰辛和美好期待的。但是，有这样一个群体，他们不仅要经历常人孕育的艰辛，还要生活在因为病毒带来的惊惶和对未来充满不确定性的焦虑中……这个群体就是乙肝妈妈。我国是乙肝高发国家，而母婴传播是乙肝传播的主要途径之一，如果备孕检查出是乙肝携带者，会影响备孕吗？要做何处理呢？

● 孕前评估很重要

首先需要明确一点，乙肝病毒对母体和胎儿并无直接影响。对于肝功能正常的慢性感染者（即乙肝携带者），发生畸胎、流产、早产、难产的概率都和其他孕妇一样。但如果乙肝处于活动期，肝功能指标反复异常，怀孕会进一步加重肝脏负担，从而诱发妊娠风险。所以希望乙肝妈妈在怀孕前做一下全面评估。

● 乙肝会传染给肚子里的宝宝吗？

母婴传播途径包括宫内感染、产时感染和产后感染。其中，宫内感染是广大乙肝病毒携带者最为关心的问题。

当宝宝在子宫内，因为有胎盘屏障的保护，宫内感染的概率相对比较低。孕期应定期监测乙肝 DNA 载量，必要时在医生指导下于妊娠晚期开始服用抗病毒药物。研究表明，妊娠晚期胎儿的发育已经成熟，此类药物不会引起胎儿器官发育缺陷。

乙肝的感染一般会发生在分娩期及产后，当宝宝和母亲的血液、体液发生接触的时候，病毒可能会进入宝宝体内。

● 分娩后和产后怎样不让孩子被传染？

宝宝分娩后 24 小时内接种乙肝免疫球蛋白，并接受正规的乙肝疫苗接种，几乎可以完全阻断母婴传播。

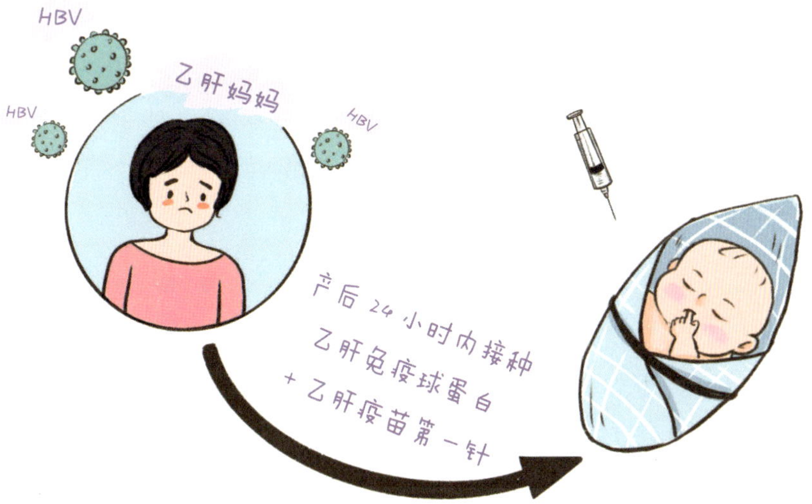

阻断乙肝母婴传播

● 宝爸是乙肝，宝宝会不会得乙肝？

目前研究表明，虽然乙肝爸爸的精液中可能存在病毒，但精子细胞中无病毒，精液中的病毒也不能感染卵母细胞，所以爸爸的乙肝病毒并不能感染受精卵，不会引起子代感染。

● 剖宫产是否可以避免宝宝感染乙肝？

不能！目前研究结果表明，分娩方式与乙肝母婴传播风险没有确切关系，剖宫产并不能减少母婴传播。

● 乙肝妈妈可以选择母乳喂养吗？

母乳喂养并不会增加母婴传播的风险。我国《乙型肝炎病毒母婴传播预防临床指南（2020）》表明，虽然乙肝妈妈乳汁中存在病毒，但母乳喂养并不会增加母婴传播风险。只要宝宝接受正规的免疫接种，无论是否有乳头皲裂、宝宝是否有口腔溃疡，都可以母乳喂养。当然，我们要做好宝宝成长期间的随访工作，按时到医院儿保科医生那里报到，监测宝宝的生长发育情况。

我国虽说是乙肝大国，但经过数十年的努力，乙肝现在已经是可防、可控、可治的疾病，不需要过分忧虑。

第三章

孕期需要注意的事情

| 孕酮 |

很多女性刚当上准妈妈，还没来得及高兴，就查出“孕酮低”。于是对孕酮值有种“迷信”般的执着，四处咨询，似乎只有孕酮值不停提高才有安全感。这到底有必要吗？

• 什么是孕酮？

孕酮就是孕激素。女性体内的孕酮主要是由卵巢分泌，妊娠时会由胎盘进行补充分泌，而女性的肾上腺皮质也会产生孕酮。

怀孕后，孕酮可使受精卵着床的“土壤”变得“肥沃”，还能抑制子宫收缩，使妊娠子宫更加安稳。所以，它对维持健康妊娠有非常重要的意义。

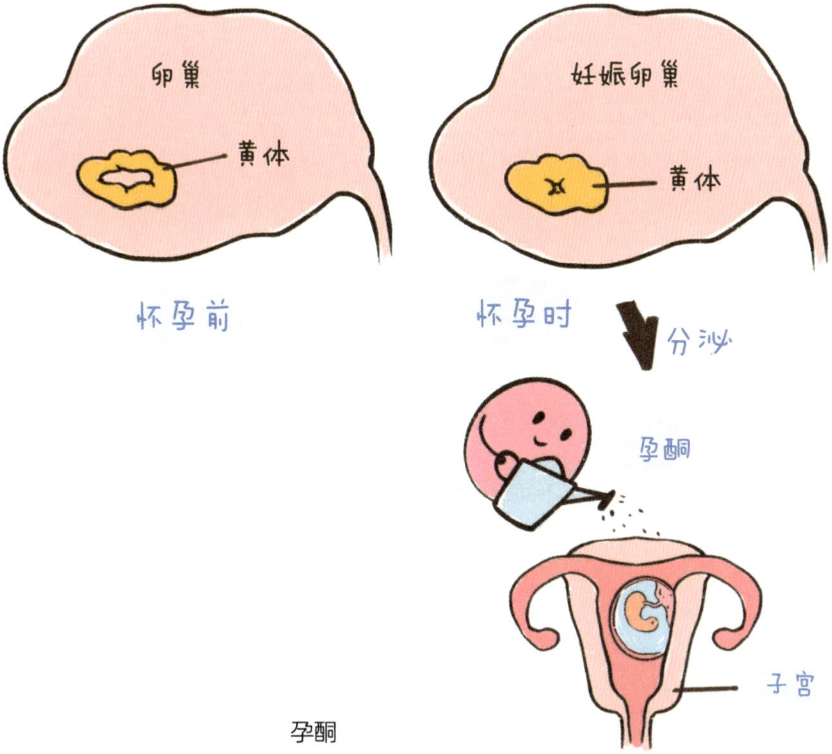

孕酮

● 流产真的是孕酮低导致的吗?

其实，在生理条件下，人类维持早期正常妊娠（孕 12 周以内）的血清孕酮水平仅 2 ~ 30 纳克 / 毫升就足够了。孕早期先兆流产大都是胚胎染色体异常或者孕妈其他原因导致的，真正因孕激素水平缺乏导致的流产所占的比例很小，约为 8%。所以，一时的孕酮值降低并不能代表什么，更不是保胎的指标。

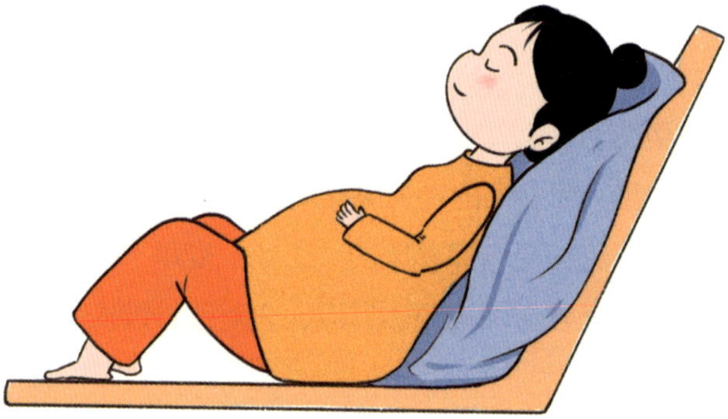

保胎

● 孕酮的数值是动态的

孕酮不会无休止地升高，而是以脉冲式分泌，这也表明体内孕激素分泌水平在一天之内并不是恒定不变的。一般情况下，清晨孕激素含量比较高，而下午、傍晚、夜间分泌量要略微低一点。表现为如果在一天内的不同时间段检查孕酮，同一个孕妇的孕酮含量都会出现波动。所以，如果在怀孕早期检查发现孕酮含量低，要同时分析 β -HCG 的含量以及孕囊发育，综合判断有无干预必要。

不同时期孕酮水平变化情况

时期	参考范围 /（纳摩尔 / 升）
妊娠早期	63.6 ~ 95.4
妊娠中期	159 ~ 318
妊娠晚期	318 ~ 1272

注：数据来源为《妇产科学（第 8 版）》

● 哪些人可能需要补充孕酮?

在临床上，医生结合具体情况后，在必要时会建议一些孕妈使用孕酮。比如下列情况：

✓ 明确是黄体功能不足引起的先兆流产。

✓ 复发性流产。

✓ 促排卵周期妊娠。

✓ 其他助孕周期新鲜或者冷冻胚胎移植者。

● 常见的孕酮分类

孕酮按给药途径分为：口服、肌内注射、阴道给药等。口服药为地屈孕酮或其他口服黄体酮制剂，一般作为首选，妊娠剧吐患者慎用。

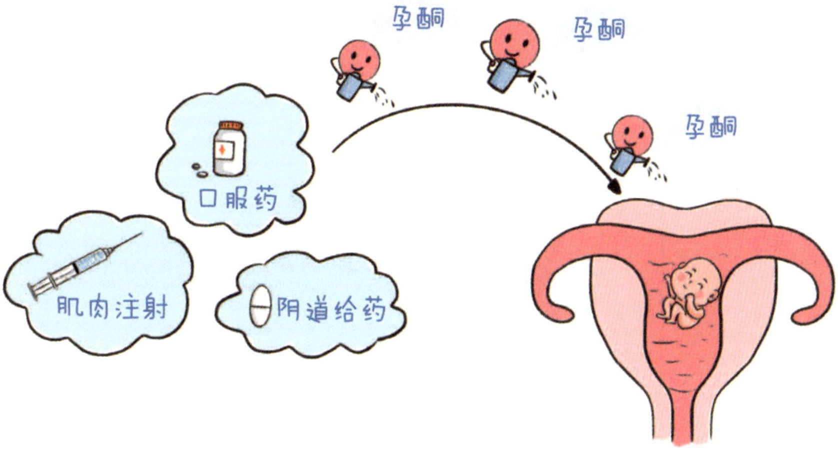

补充孕酮

各位准妈妈在看到孕酮值低时，先不要惊慌。血清中孕酮水平波动很大，瞬时的孕酮值并不完全反映血中的孕酮总量。所以，即使测到孕酮值低，但如果没有临床出血的情况，B 超提示胎儿存活，这些孕酮水平“低下”的患者仍然可以维持妊娠，不需要使用孕酮来保胎。所以把专业的问题交给专业的医生判断，遵医嘱就可以。

| 口腔保健 |

到了孕期，许多家庭甚至包括孕妈自己，都只关注胎宝宝的健康，而忽略了孕妈妈的健康。特别是对于口腔检查，不少孕妈和家属表示不解：

“孕妇的牙齿坏了也不能治啊！忍忍就过去了！”

“这跟生孩子又没啥关系！”

“牙疼不是病，等生完了再处理！”

但实际上，孕期口腔健康非常重要，不仅会影响孕妈的健康，还有可能影响宝宝的发育哦！

● 孕妈的口腔问题对胎宝宝有什么影响？

妊娠期是口腔健康保健的一段特殊时期。由于孕期饮食习惯的改变和激素分泌及代谢水平的变化，孕妇更容易罹患感染性口腔疾病。

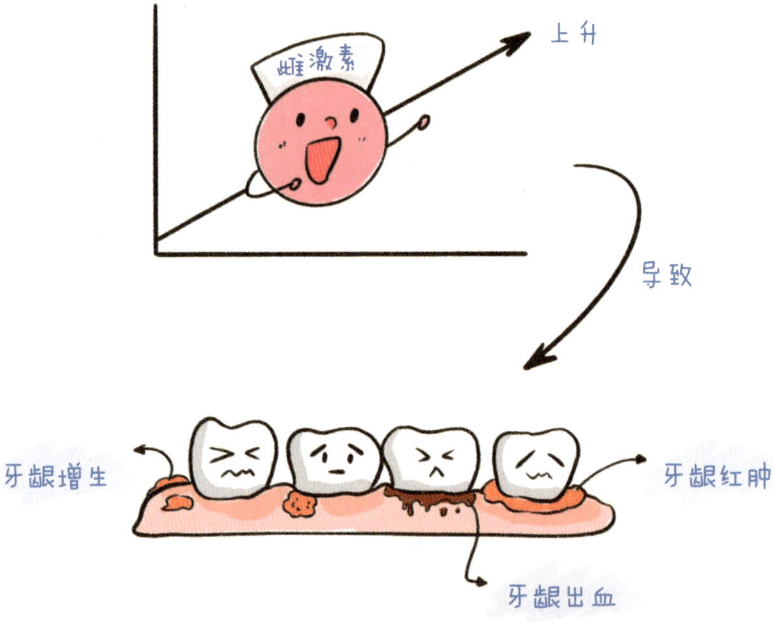

怀孕使牙齿疾病高发

我国孕期牙周病的患病率为 41% ~ 84%。大量研究表明，牙周病与不良妊娠结局相关，如可能会引起早产、低出生体重儿，还会使子痫前期的风险升高。

除此之外，孕妈的口腔健康与子代儿童期的口腔健康状况密切相关。如龋病的主要致病菌——变形链球菌的母婴垂直传播是婴幼儿早期龋的重要致病因素。

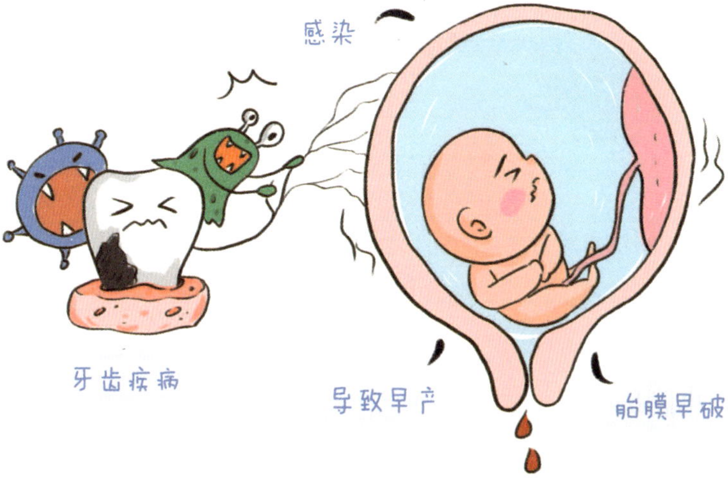

牙齿疾病对胎儿的影响

所以，综合来说，孕妈拥有健康的口腔状态，不仅对宝宝安全出生有着至关重要的作用，还能促进宝宝出生后的口腔健康。

• 准妈妈在孕期如何进行口腔保健?

首先，选择正确的口腔清洁用品。如小头软毛牙刷或电动牙刷、含氟牙膏、牙线、牙间隙牙刷、冲牙器等。

其次，学会正确的刷牙方法和步骤。推荐巴氏刷牙法。牙齿的唇颊及舌面、咬合面等方方面面都刷到，每天早晚各 1 次，每次时间不少于 3 分钟。使用牙线、牙间隙牙刷能清洁牙缝间的食物残渣和牙菌斑，可以彻底清洁牙齿并且不会损伤牙龈。

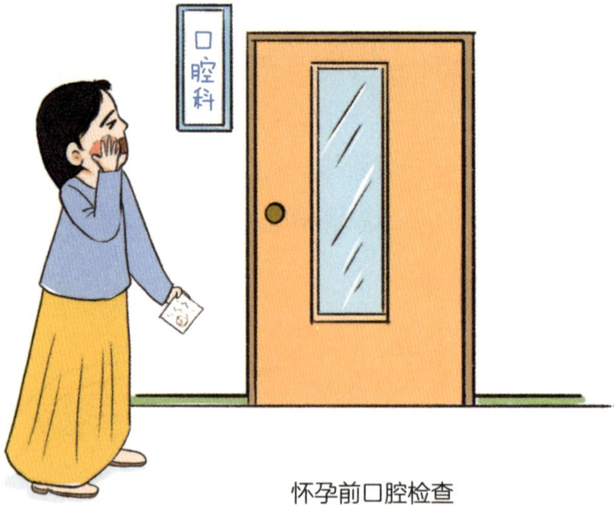

怀孕前口腔检查

最后，要注意孕期饮食。孕期多食用富含蛋白质、钙、铁、锌、维生素的食物，有利于胎儿骨骼、牙齿的形成和钙化。

· 小剧场 ·

什么时候做第一次产检?

补钙

孕期补钙对孕妈妈和胎儿都非常重要。充足的钙质不仅要供给孕妈妈日常需要，还要满足腹内快速发育宝宝的需要。

中国居民营养与健康状况监测报告（2010—2013 年）显示，中国孕妇膳食钙的平均摄入量仅为 296.1 毫克 / 天，孕妇乳类摄入量的中位数为 120.1 克 / 天。这远远不能满足孕期女性对钙的需求！

中国营养学会《中国居民膳食营养素参考摄入量（2023 版）》孕期钙推荐摄入量：孕早期、孕中晚期及哺乳期 800 毫克 / 天。2015 年国际妇产科联盟 FIGO 指南建议：妊娠前、妊娠期和哺乳期的每日钙膳食推荐摄入量均为 1000 ～ 1300 毫克。

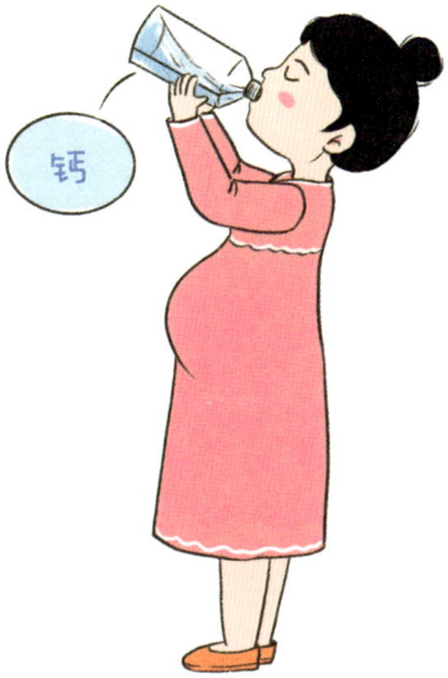

怀孕补钙

孕期为什么要补钙?

钙对胎儿骨骼发育相当重要。整个孕期，母体约有 30 克钙经胎盘主动转运给胎儿。除母体自身需要的钙量外，随着孕周的进展，胎儿生长发育也使钙的需求量增加。数据显示，孕 30 周以后孕妇对钙的需求量增加，变为孕 20 周时的 7 倍。随着孕期血容量增加，会使血钙浓度相对较低，加之，肾小球过滤量比非孕期增加 50%，尿钙排出增加；另外，孕期雌激素又会抑制母体对骨钙的重吸收，所以，孕期母体都会处于低钙状态。

孕期什么时候开始补钙?

孕妈应从怀孕 14 周开始常规补充钙剂。但对于部分经产妇、年龄偏大或有小腿肌肉痉挛等缺钙症状的孕妇可提前补钙或者加量。

• 怎样选择合适的钙?

✓ 看钙含量：不管是钙片还是钙颗粒，通过药品说明书可以查到钙元素的含量。以钙尔奇为例，每一颗钙片主要成分是碳酸钙，其中钙元素是 600 毫克，这就是钙元素的含量。

✓ 保证安全：选择 OTC 药准字号的产品更有保障。

✓ 含维生素 D：维生素 D 能够促进钙吸收，孕期建议每天补充 400 国际单位基础剂量的维生素 D。

✓ 个性化需要：钙剂并非越贵越好。碳酸钙性价比较高；含有山梨醇的钙剂有助缓解便秘；也可以根据需要选择口感佳的咀嚼钙剂。

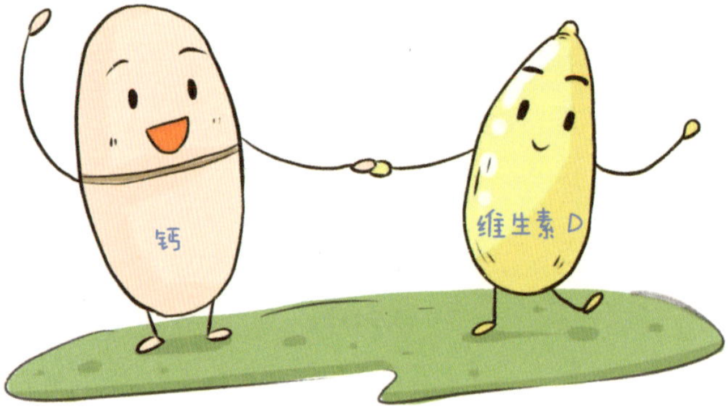

钙和维生素 D 搭配补充

• 孕期补钙有讲究

✓ 控制钠、锌盐的摄入量：钠盐每日摄入 2 ~ 3 克时，有利于钙的吸收，日常饮食中钠盐含量过高，尿钙排出增加。锌盐可提高消化吸收功能，增加钙的吸收。

✓ 调整膳食结构：蛋白质被消化吸收成多种氨基酸，与钙形成可溶性盐，有利于钙吸收。多进食含钙丰富的食物（如乳类），不仅能补充优质蛋白质，也能更好地补钙。

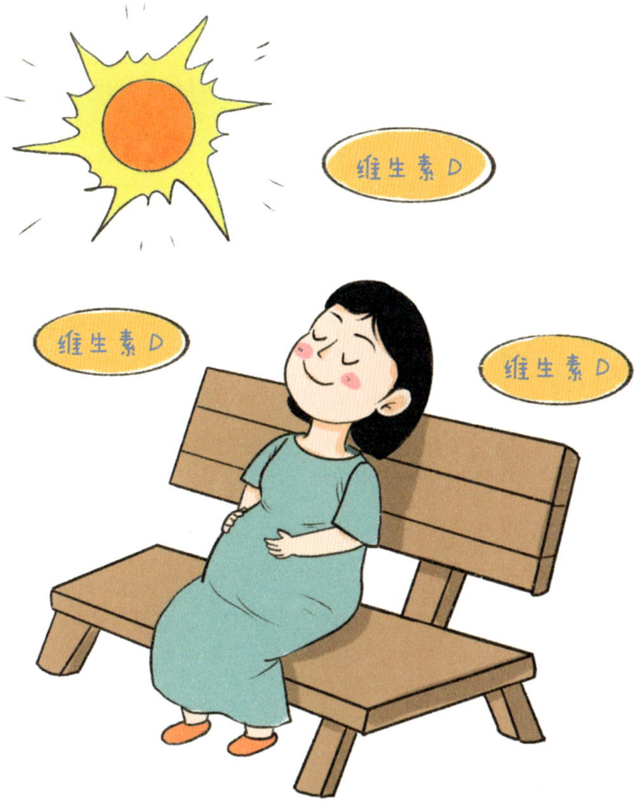

孕妇晒太阳补钙

● 补钙知识大辟谣

★ 辟谣 1：孕期补钙会引起肾结石

肾结石发生原因复杂，日常补钙应在进食后，可减少草酸钙的肠道吸收和肾脏排泄，从而减少肾结石的发生。研究显示：摄入足量的钙能降低肾结石形成和复发的风险，女性可降低 27% ~ 35%，男性可降低 44%，肾结石复发风险可降低 51%。

★ 辟谣 2：补钙和维生素 D 会增加心血管疾病风险

研究表明，补钙量不超过 2000 ~ 2500 毫克 / 天，对心血管系统是安全的。

★ 辟谣 3：补钙会使胎盘老化

胎盘老化与妊娠并发症相关，药物补钙不会直接引起胎盘老化。

★ **辟谣 4：孕期补钙可导致胎头过硬**

明显缺钙会导致胎头较软，补钙不会导致胎头过硬；胎儿颅缝未闭合，生产时在产道挤压可以重叠，双顶径减小，有利于分娩，产后很快恢复。

★ **辟谣 5：喝骨头汤可以补钙**

很多人认为吃啥补啥，喝骨头汤能补钙。其实这是错误的说法！无论是将大块骨头砍成小段，还是用高压锅炖、加醋炖，骨头中的钙质都极难溶出。又稠又白的骨头汤看似有营养，其实它的色泽主要是骨头里大量脂肪的功劳。喝了不仅补不了钙，还会长膘！

| 补铁 |

铁是人体中需要最多的微量元素之一，大部分的铁都存在于人体的血红蛋白中。当然，对于孕妇来说，铁元素在身体中显得更为重要。如果孕妇缺铁，会对自身的健康和胎儿的生长发育带来不利影响。早了解、早预防、早治疗至关重要。

• 为什么孕期会缺铁？

妊娠期对铁的需求量增加是孕妇缺铁的主要原因。妊娠期血容量要增加 650 ~ 750 毫克铁，胎儿生长发育需要 250 ~ 350 毫克铁，因此妊娠期孕妇对铁的总需求量约为 1000 毫克。我们每日饮食中铁含量为 10 ~ 15 毫克，人体吸收利用率仅为 10%，即 1 ~ 1.5 毫克，而孕妇每日至少需要铁 4 毫克。所以仅靠食物获取铁是远远不能满足孕妇需求的。

若不给予铁剂治疗，首先耗尽的就是体内储存的铁，从而出现铁蛋白的下降，再出现血清铁水平下降，最后发展为血红蛋白浓度下降，造成缺铁性贫血。

• 缺铁对孕妇和胎儿有哪些影响？

缺铁会导致贫血，孕妇红细胞携带氧的能力下降，致全身多脏器功能受损，不能正常工作，从而增加妊娠期高血压、胎膜早破、感染和产后抑郁的发病风险。

严重缺铁性贫血的孕妇，会因胎盘供氧和营养不足，导致胎儿脑细胞再生能力不足，大脑发育迟缓；出生后影响宝宝智力发育；成年后发生高血压、糖尿病的可能性比较大。

更为严重的缺铁性贫血还可导致胎儿宫内严重缺氧、羊水减少、死胎、死产、早产、宝宝出生体重低等。

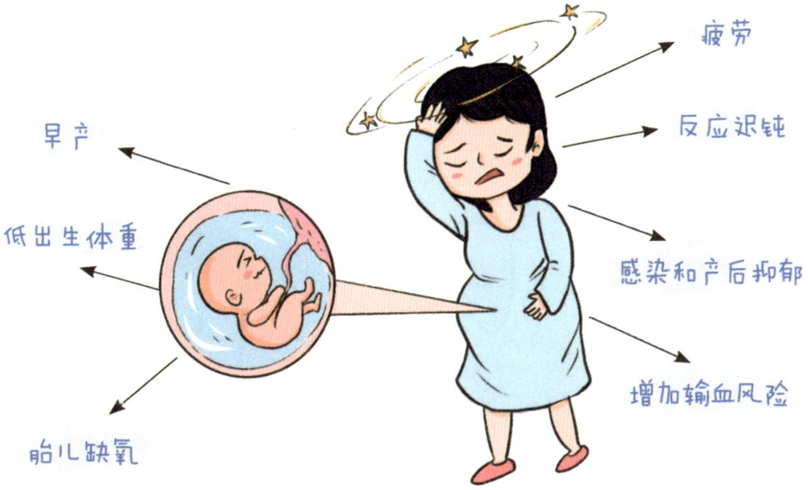
疲劳
反应迟钝
感染和产后抑郁
增加输血风险
早产
低出生体重
胎儿缺氧

孕期缺铁的危害

• 缺铁会有哪些不适？

孕妇缺铁是一个慢性过程，程度轻微者不会有症状，若缺铁进一步发展为贫血，身体不适症状会逐渐显现，如疲劳、记忆力减退、大脑昏昏沉沉，严重者会出现面色苍白、乏力、心悸、头晕、呼吸困难和烦躁等表现。

● 怎样检查自己是否缺铁？

孕妇想要确定有无缺铁或缺铁性贫血，进行血常规和铁蛋白检测就可明确诊断。若发现缺铁或缺铁性贫血，要尽早补充铁剂，并配合饮食进行改善。

● 怎么补铁？食补还是药补？

最理想的补铁方式是在合理搭配饮食的基础上，补充合适剂量的铁剂。

✓ 食补。食用含铁丰富的食物，饮食中的铁有两种形式——血红素铁和非血红素铁。血红素铁来源于动物性食物，这类食物中铁的含量高，吸收好，是很好的补铁来源，如动物肉、内脏和血。非血红素铁来源于植物性食物，包括黑木耳、黑芝麻、紫菜、豆类（豆腐皮、豆腐干）、绿叶蔬菜等。

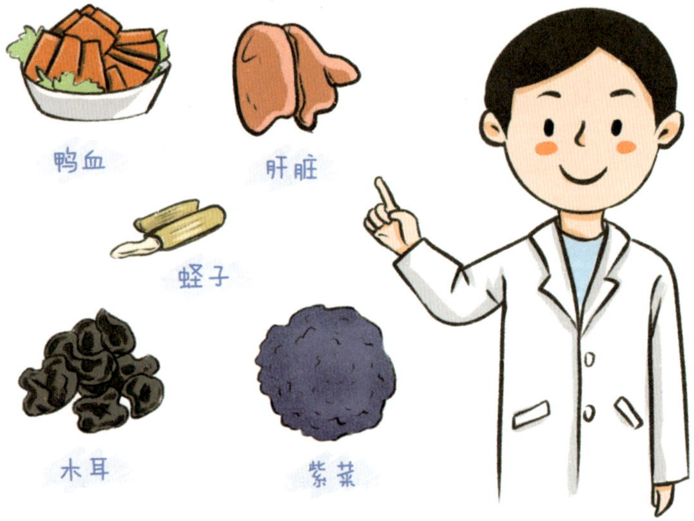

含铁丰富的食物

✓ 药补。常见的口服铁剂有硫酸亚铁、琥珀酸亚铁、多糖铁复合物、右旋糖酐铁口服液等。

· 世界卫生组织建议

✓ 为了预防孕期患缺铁性贫血，建议孕妇每天常规补充 30 ~ 60 毫克铁元素。

✓ 孕中期，非贫血孕妇推荐每天补充 60 毫克铁元素。

✓ 明确被诊断为缺铁性贫血的孕妇，建议每天补充 100 ~ 200 毫克铁元素。

✓ 对于缺铁性贫血的孕妇，产后还需要继续口服铁剂至少 3 个月。

· 注意事项

补充铁剂一般是空腹吸收好。但是部分孕妇吃了会有恶心、呕吐、胃部不适的症状，这是铁剂较常见的副反应，可以选择餐后 1 小时或在两餐之间服用铁剂。补铁的同时口服维生素 C 或者喝一点果汁有利于铁元素的吸收。

补充铁剂后，另一个常见的现象就是排黑便。这种黑便并非上消化道出血所致，而是没有被充分吸收的铁剂从大便排出。停药后即可消失，无须过度担心。

缺铁会危害母婴健康，为了孕妇和胎儿的健康，需要认识到铁的重要性，搭配食物，尽早补铁，预防铁缺乏和缺铁性贫血的发生。

| 饮食和体重控制 |

整个孕期，孕妈妈们最关心的话题一定是：怎么吃！因为吃下去的东西跟肚子里的宝宝息息相关，不少准妈妈还会重新开始审视自己的饮食结构和身体健康的关系。好多因为忙碌经常吃外卖的孕妈妈，也会利用这个契机开始调整饮食。

● 孕期需要均衡的膳食营养摄入

平衡膳食的关键是种类齐全、数量充足、比例适当，避免胃肠负担过重，又不出现饥饿感。具体来说，每天的饮食中应该包括这五大类食物：谷物、水果、蔬菜、乳制品、肉类或其他蛋白质丰富的食物。

谷物尽量选择粗粮和高纤维谷物，例如：

全谷物：全麦（面粉掺麸皮不算）、糙米、黑米、大麦、黑麦、燕麦、藜麦、玉米、高粱、青稞。

薯类：马铃薯、红薯、紫薯、芋头、山药。

杂豆：红豆、绿豆、扁豆、花豆、芸豆、豌豆、鹰嘴豆、蚕豆。

以上这些粗杂粮，不仅能提供碳水化合物，也可以提供更多的膳食纤维、更丰富的维生素矿物质，这对保证孕妈们的大便通畅以及营养的补充很有帮助。

小叮嘱

"多吃水果对娃好"这句话在孕期并不完全正确。孕妈妈在选择水果时，一定要注意选择糖分含量低的水果，比如橙子、猕猴桃、桃子等，避免高糖分水果的摄入。

● 特别要强调孕期维生素及微量元素的补充

✓ 叶酸：除日常饮食外，整个孕期至产后 3 个月，需补充 0.4 ~ 0.8 毫克 / 天。

✓ 铁：动物肉、内脏中铁的含量高，吸收好。孕中期要开始增加红肉摄入量 20 ~ 50 克 / 天，若自身铁蛋白含量小于 30 纳克 / 毫升或贫血时还需增加一定量的铁剂摄入。建议饭前口服补铁，如果胃肠道有不良反应，可改为与餐同服或餐后口服。

✓ 钙及维生素 D：从妊娠中期开始，每日至少摄入 250 ~ 500 克奶制品，以及补充 600 毫克的钙，少量多次补充，多喝水，忌空腹补钙，忌与牛奶同服钙，注意补钙的同时要补充维生素 D。

孕期体重增长多少才合适?

2021 年 9 月，我国首次由中国营养学会发布了团体标准《中国妇女妊娠期体重监测与评价》（T/CNSS 009—2021），是以我国妊娠期妇女体重增长值大数据为基础，参考国际相关标准并充分结合我国临床、妇幼保健以及公共卫生监测需求，具有科学性、实用性和中国特色。

该标准是以妊娠期妇女孕前体质指数（BMI）为前提，推荐其妊娠期体重总增长值范围和妊娠中晚期每周体重增长值及范围，并且参照中国成人体质指数（BMI）标准分为 4 类体重状态（低体重、正常体重、超重及肥胖），不同妊娠前 BMI 孕妇其妊娠期体重增长推荐值不同。

妊娠期妇女体重增长推荐值

妊娠前体质指数分类	总增长值范围 / 千克	妊娠早期增长值 / 千克	妊娠中晚期每周体重增长值及范围 / 千克
低体重（BMI < 18. 5 千克 / 米 ^{2}）	11.0~16.0	0~2.0	0.46（0.37~0.56）
正常体重（18.5 千克 / 米 ^{2} ≤ BMI < 24.0 千克 / 米 ^{2}）	8.0~14.0	0~2.0	0.37（0.26~0.48）
超重（24.0 千克 / 米 ^{2} ≤ BMI < 28.0 千克 / 米 ^{2}）	7.0~11.0	0~2.0	0.30（0.22~0.37）
肥胖（BMI ≥ 28.0 千克 / 米 ^{2}）	5.0~9.0	0~2.0	0.22（0.15~0.30）

本标准适用于中国单胎自然妊娠妇女体重增长的评价，不适用于身高 <140 厘米或体重 >125 千克妇女。妊娠合并症和并发症患者应结合临床意见进行个体化评价。

孕妇整体增重建议以“妊娠期妇女体重增长推荐值表”为基础。对于孕前体质超重和孕前体质肥胖的妊娠期糖尿病（gestational diabetes mellitus，GDM）孕妇，在被诊断为 GDM 后，孕中晚期可适当减少增量，参考“妊娠期妇女体重推荐值”表中妊娠中晚期每周体重增长值，每周适当减少增重 0.04 千克。

孕期体重管理不好，会严重影响母儿健康！准妈妈们要管理好自己，均衡营养，养成良好的生活方式。

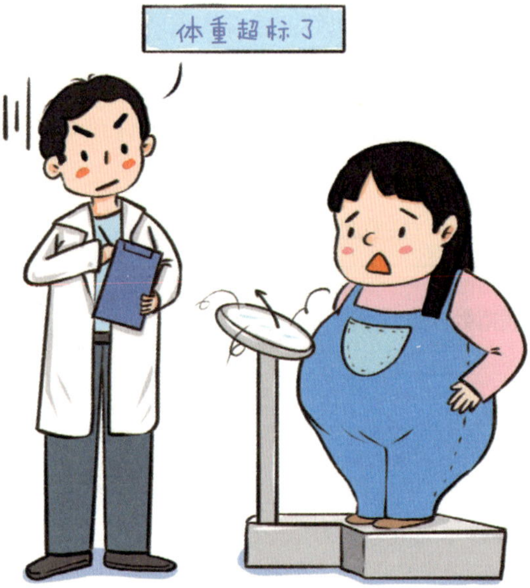

孕妇体重超标

·小剧场·

孕期到底不能吃啥？

·小剧场·

防辐射服是智商税吗？

二手烟

长期处于二手烟环境，会极大地增加流产，胎儿缺氧、早产、畸形、发育迟缓，甚至智力低下的概率。如果是孕妈本人吸烟，危害更大。

二手烟暴露并没有所谓的“安全水平”，短时间暴露于二手烟之中也会对人体的健康造成危害。有充分的证据表明，电子烟也是不安全的，会对健康产生危害。

所以，无论是为孕妈自身还是为孩子健康考虑，都要远离烟草环境。

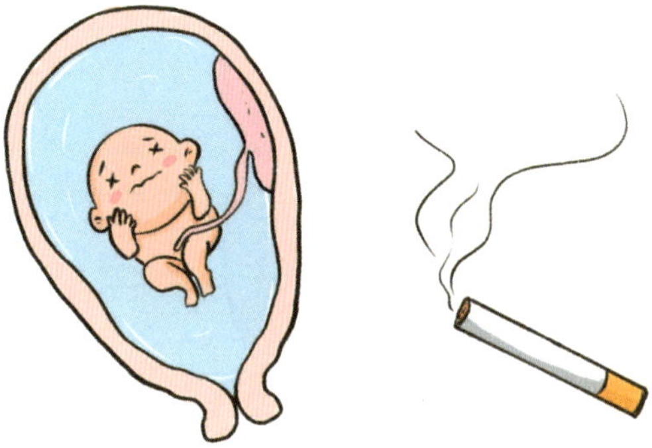

二手烟

运动

大脑分泌的多巴胺，是一种能让人感到快乐的化学物质。对于孕妇来说，适当的运动，不仅有助于增强体质、愉悦心情、控制好孕期体重，还有利于自然分娩。

● 孕期运动的好处

✓ 强身健体：帮助孕妈妈增强体质，促进健康，减少疾病的发生。

✓ 改善便秘：不少女性在怀孕期间饱受便秘的困扰。多吃富含膳食纤维的食物，选择合适的运动，可以有效预防或治疗便秘。

✓ 预防血栓：孕期血液处于高凝状态，长期卧床容易形成下肢深静脉血栓，甚至发生肺栓塞危及孕妇生命。适量运动有利于促进血液循环，降低血栓形成的风险。

✓ 控制糖尿病：对于妊娠期糖尿病的孕妇来说，孕期运动不只是一种健康的生活方式，更是一种非常推荐的治疗方式。

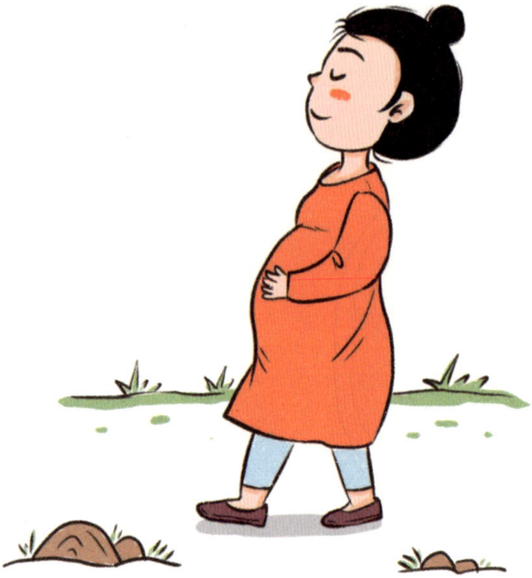

孕妇坚持适量运动

• 孕妈妈怎样选择合适的运动？

适合孕妇的运动方式有散步、慢跑、有氧操、跳舞、游泳、骑自行车、瑜伽等。这些运动的幅度都较小，且不需要借助特殊的道具，随时可以进行。孕妇要特别避免碰撞性、剧烈运动，如骑马、爬山、拳击、滑雪、打篮球等。

孕早期，孕妇运动的节奏要缓慢，一些跳跃性的动作是绝对不可以尝试的。孕晚期，可以在专业人士的指导下增加凯格尔运动的训练，掌握阴道分娩知识和方法，有利于正常分娩。

● 所有的孕妇都适合运动吗?

✓ 有禁忌证的孕妇：孕妇患有以下疾病不宜运动：如严重心脏或呼吸系统疾病，重度子痫前期 / 子痫，未控制的高血压、甲状腺疾病、I型糖尿病，宫颈机能不全，持续阴道出血，先兆早产，前置胎盘，胎膜早破，重度贫血，胎儿生长受限，多胎妊娠（三胎及以上）等。

✓ 无禁忌证的孕妇：无运动禁忌证的孕妇，妊娠期应每周进行 5 天、每次持续 30 分钟的中等强度运动。运动中，达到心率增快、身体微微出汗即可。另外，在运动过程中应保持充足的水分供给，穿宽松的衣服，避免在高温和高湿度环境中运动。

✓ 糖妈妈：I 型糖尿病孕妈或者使用胰岛素治疗的孕妈需警惕运动引起的低血糖。

✓ 肥胖孕妇：肥胖孕妇要在早孕期进行运动，循序渐进，妊娠期控制好体重，有利于正常分娩。

● 出现哪些症状需要停止运动?

少数人在少数情况下会出现如下症状，一旦发生，请停止运动并暂时休息，必要时要去医院就诊。

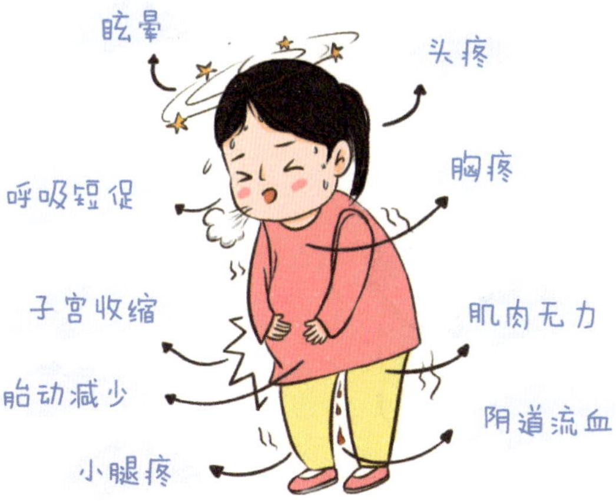

总的来说，孕妇可以选择合适的运动，转变“怀孕就不能动”的旧观念，在孕期选择安全、科学的运动方式就对了。

| 睡姿 |

怀孕是一件幸福又辛苦的事。随着宝宝在肚子里不断长大，孕妈们可选的睡姿变得越来越少。怎么睡、如何睡成为了孕妈群里讨论的重要话题。

• 孕早期、孕中期

当然是以孕妈觉得最舒服的姿势睡为合适。孕早期、孕中期子宫增大不明显，子宫也不会压迫除了膀胱以外的其他器官，所以，不用纠结什么睡觉姿势，自己觉得舒服就行。

• 孕晚期

到了孕晚期，由于宝宝增长和羊水增加，子宫被撑得很大，就像一个沉甸甸的水球，容易压迫腹主动脉、下腔静脉血管和输尿管。另外，由于大部分女性子宫都是右旋的，子宫变大以后，受重力影响会更加向右偏转，扭转得太厉害会影响子宫、胎盘的血运。所以医生一般都会建议左侧睡，这样可以缓解对血管的压迫，矫正子宫过度的右旋，从而改善子宫、胎盘的血液供应，更有利于宝宝生长。同时，也能避免对输尿管的压迫，减少肾积水、尿路感染的概率，还能改善心脏、肾脏供血，减轻水肿的风险，可谓一举多得。

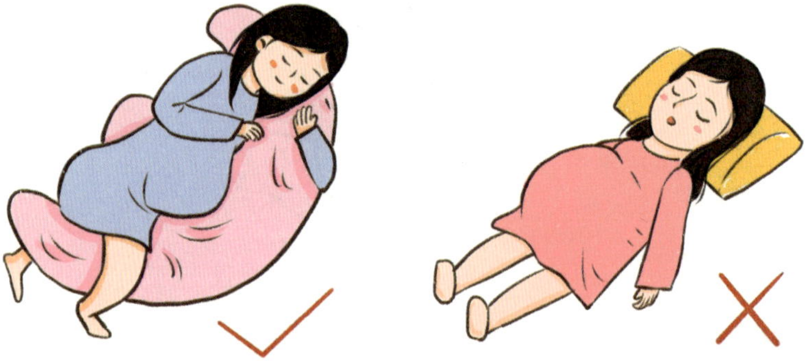

孕晚期建议睡觉姿势

● 左侧卧睡不着怎么办?

有些孕妈在孕前已经养成用其他睡姿睡觉的习惯，无论往哪个方向侧卧睡都不舒服，怎么睡都睡不着！该怎么办呢?

✓ 侧卧时不要把左臂压在身下，可以伸向前上方，选择自己感觉舒适的姿势。

✓ 放松心态，可以在睡前喝杯牛奶，和肚子里的孩子聊聊天，想象一下孩子出生后的样子，转移注意力。

✓ 买个侧睡枕，网上或母婴商店里面有很多这类商品。选择一个喜欢的合适的侧睡枕，能调节睡姿，有助睡眠。

● 不必强求睡姿

睡姿这事，一旦睡熟了，谁也不敢保证。有的孕妈妈说："医生讲得都明白，可我左侧躺就是难受怎么办?"有的孕妈经常躺不到 2 小时就想要翻身，常常是左侧躺着入睡的，醒来发现完全是右侧趴卧的姿势，惊出一身冷汗。其实出现这种情况也不必太担心，一个位置睡得久了，难免会出现手臂麻木、肩痛、腰背痛等一系列不适症状，这时换个舒服的睡姿完全可以。不必强求自己必须时刻都保持左侧卧。

有少部分孕妈子宫左旋，右侧卧睡反而更加舒适，那么，左右换着睡也是没有问题的。

小叮嘱

需要注意的是，孕晚期尽量减少仰卧位睡觉的时间，仰卧时如果觉得胸闷、头晕、双腿肿胀，要立即变换侧卧姿势。

如果睡觉时宝宝踢腾得很厉害，说明这个姿势使他感到不舒服了，要变换一下睡姿，重新数胎动了。

睡眠时长

与孕期睡眠有关的很重要一项前瞻性研究调查发现：睡眠 <6 小时的孕妇剖宫产的概率是睡眠 >7 小时孕妇的 4.5 倍。

另一项研究发现，妊娠早期睡眠时长 <6 小时者及 >10 小时者与晚期血压升高有关，而短睡者发生妊娠期糖尿病的风险是长睡者的 5.56 倍。

所以，建议孕期每日睡眠时间≥ 9 小时，你睡够了吗？

数胎动

胎动是宝宝在肚子里与妈妈最直接亲密的互动，一旦发生任何危急情况，胎动可能比临床仪器更早地向孕妈发出信号。

据临床统计，在大多数胎死腹中的悲剧发生之前，孕妇都有过胎动异常的感觉，胎动消失后 24 小时，宝宝也会心跳消失。所以，感受这种亲密的互动，是准妈妈非常重要的功课！

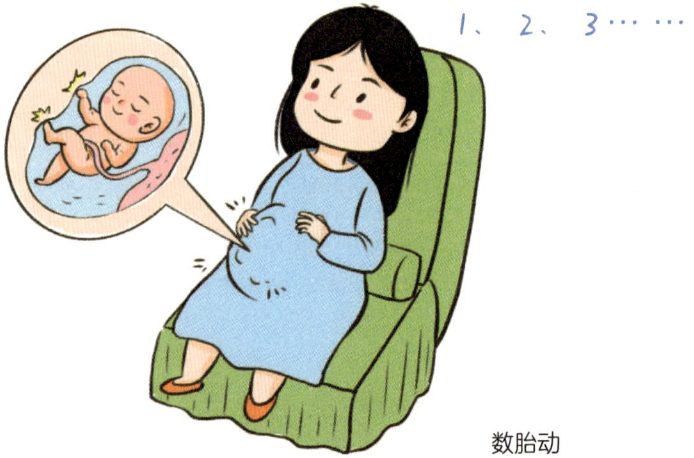

数胎动

怎样正确数胎动？

孕 20 周以后，就要养成数胎动的习惯。可以采用每日 3 次计数法：每天早、中、晚在固定时间段数胎动，每次数 1 小时，然后把 3 小时胎动次数相加并乘以 4，这就是宝宝 12 小时的胎动数。

数胎动时，孕妈最好采取半坐位或侧卧位，把两手自然放在腹壁上，比如可选择每天 8 ~ 9 点、12 ~ 13 点、20 ~ 21 点，在固定的 3 个时间段内各数 1 小时，一般每小时不少于 3 ~ 5 次，每 12 小时胎动在 30 次以上，宝宝情况良好。

数胎动有多重要？

胎动是胎儿躯体或四肢的活动，胎儿早在妊娠 12 周就可以有四肢的活动。初产妇一般在 18 ~ 20 周可以感觉到胎动，经产妇在 16 周就可以感觉到胎动，胎动的出现反映胎儿的神经肌肉发育达到一定程度。部分孕妇因腹部脂肪较厚、胎盘位于前壁等因素，感知胎动的时间可能比较晚，也是正常的。

如果出现胎盘功能不好、胎儿缺氧导致了胎动异常，一般从胎动消失到胎心消失，还有 12 ~ 24 小时的时间来抢救胎儿。

一旦发现胎动次数异于正常值，如胎动减少、胎动突然加剧、胎动异常频繁、没有胎动等情况，就可能是发生了胎儿缺氧、脐带绕颈、胎盘早剥等情况，此时，应速到妇产科急诊就诊。

· 小剧场 ·

孩子来啦！“坐胎不稳”需多躺？

| 唐氏筛查 |

• 什么是唐氏综合征?

唐氏综合征即 21- 三体综合征，是最常见的染色体非整倍体异常疾病，由人体细胞第 21 号染色体多一条所致。

小儿唐氏综合征主要的临床特点是智力障碍、发育迟缓、特殊面容，并可伴有多发畸形，通过染色体核型分析可以确诊。

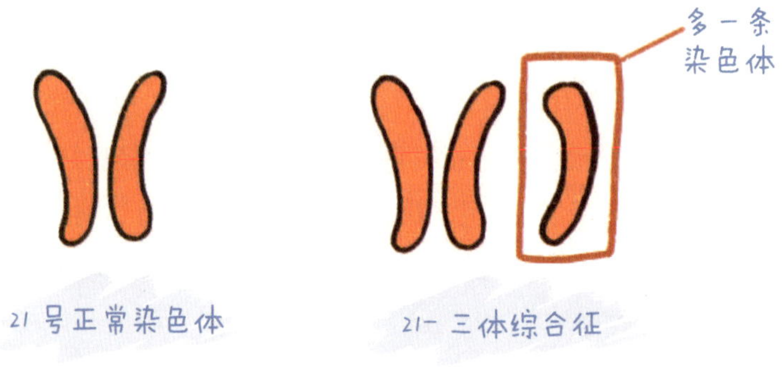

21 号染色体异常

• 什么是唐氏筛查?

唐氏筛查，简称唐筛，即血清学产前筛查。是通过检测孕妇母体血清中甲胎蛋白（AFP）、绒毛膜促性腺激素（hCG）和妊娠相关血浆蛋白 A（PAPP-A）等的浓度，并结合孕妇的年龄、体重、孕周等方面统计分析胎儿患先天愚型、神经管缺陷的概率。可以筛查 21- 三体综合征（唐氏综合征）、18- 三体综合征（爱德华氏综合征）和开放性神经管畸形（NTD）。需要准妈妈空腹抽静脉血检测。

唐筛的检出率为 60% ~ 70%，因为是筛查实验，所以有漏检、误诊的可能。它安全、便宜，仍是目前常用的筛查方法，各位准妈妈记得尽早到所在社区领取免费的服务券。

● 如何看懂唐筛报告单？

孕妇看着唐筛报告单上密密麻麻的数字，有没有很懵？这么多信息到底怎么快速提取呢？

西 北 妇 女 儿 童 医 院

陕西省妇幼保健院产前筛查报告单　　孕妇编号：[redacted]

姓名：	[redacted]	出生日期：	1990-02-02	电话：	
预产年龄：	31.17	末次月经：	2020-06-22	孕周计算基于：	B超
胎儿数：	1	送检医生：		检测方法：	DELFIA

样本信息

样本编号：	[redacted]	采样日期：	2020-09-25	采样时孕周：	12 周 4 天
B超日期：	2020-09-21	B超孕周：	12 周 0 天		
CRL:	54 mm	BPD:		体重：	51 kg

样本测试项目：

标记物	结果	单位	校正 MoM
NT	1.1	mm	0.78
PAPP-A	2734.7	mU/L	0.80

样本编号：	[redacted]	采样日期：	2020-10-27	采样时孕周：	17 周 1 天
B超日期：		B超孕周：			
CRL:		BPD:		体重：	53.5 kg

样本测试项目：

标记物	结果	单位	校正 MoM
AFP	38.161	U/mL	0.94
hCGb	14.964	ng/mL	1.05

风险计算结果

筛查项目：	年龄风险	截断值	风险值	筛查结果
21-三体综合征	1:835	1:270	1:27933	低风险
18-三体综合征	1:7509	1:350	1:100000	低风险
NTD		AFP = 1.8 MoM		低风险

说明：1.低风险的报告只表明您的胎儿发生该种先天异常的机会很低，并不能完全排除这种异常或其他异常的可能性。

2.临界高风险的报告只表明您的胎儿发生该种先天异常的可能性有增高的趋势，可行羊水穿刺确诊或孕妇外周血胎儿游离DNA产前筛查。

3.T21、T18高风险的报告只表明您的胎儿发生该种先天异常的可能性较大，并不是确诊，我们建议您立即到我院优生优育遗传咨询门诊，产前诊断门诊就诊，做细胞遗传学检查，以确定诊断。

4.NTD高风险的报告，建议尽快到遗传门诊，产前诊断门诊咨询。

5.对于筛查结果为低风险但是预产年龄已经超过35岁的高龄孕妇，我们仍建议您做产前诊断遗传学检查。

6.本项目为产前筛查，非产前诊断检测。此报告风险评估所依据的基本信息为您就诊时所提供。拿到报告单时，请首先核对您的相关资料是否正确，若有不符请及时与我们联系。

联系电话：89550079

报告日期：　2020-10-29　　检验者：[redacted]　　分析医生：[redacted]

让我们一起学会看这 3 个值，进而快速看懂唐筛结果！

★ 21－三体

风险计算结果

21-三体高风险划线值为270分之一

筛查项目:	年龄风		风险值	筛查结果
21-三体综合征	1:749	1:270	1:100000	低风险
18-三体综合征	1:6743	1:350	1:100000	低风险
NTD		AFP = 1.8 MoM		低风险

该孕妇怀21-三体患儿的概率是100000分之一，远远小于划线值270分之一，为低风险

风险计算结果

筛查项目:	年龄风险	截断值	风险值	筛查结果
21-三体综合征	1:1448	1:270	1:743	临界高风险
18-三体综合征	1:13031	1:350	1:100000	低风险
NTD		AFP = 1.8 MoM		低风险

该孕妇怀21-三体患儿的几率是743分之一，小于划线值270分之一，大于1000分之一，为临界高风险

风险计算结果

筛查项目:	年龄风险	截断值	风险值	筛查结果
21-三体综合征	1:1050	1:270	1:58	高风险
18-三体综合征	1:9443	1:350	1:100000	低风险
NTD		AFP = 1.8 MoM		低风险

该孕妇怀21-三体患儿的概率是58分之一，大于划线值270分之一，为高风险

21－三体综合征患儿俗称唐氏儿，是由染色体异常而导致的。患儿有明显的特殊面容体征，如眼距宽、鼻根低平、眼裂小、眼外侧上斜等。常表现为嗜睡、喂养困难、智力低下等。

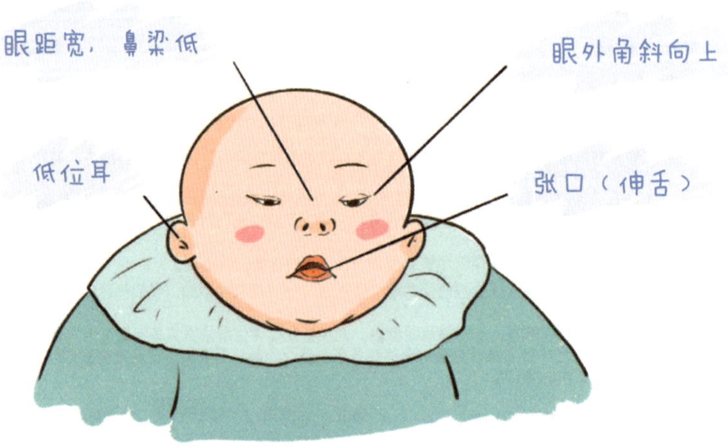

唐氏面容

★ 18- 三体

风险计算结果

筛查项目:	年龄风		风险值	筛查结果
21-三体综合征	1:749		1:100000	低风险
18-三体综合征	1:6743	1:350	1:100000	低风险
NTD		AFP = 1.8 MoM		低风险

18-三体高风险划线值为350分之一

该孕妇怀18-三体患儿的概率是100000分之一，远远小于划线值350分之一，为低风险

风险计算结果

筛查项目:	年龄风险	截断值	风险值	筛查结果
21-三体综合征	1:1175	1:270	1:44422	低风险
18-三体综合征	1:10571	1:350	1:442	临界高风险
NTD		AFP = 1.8 MoM		低风险

该孕妇怀18-三体患儿的概率是442分之一，小于划线值350分之一，大于1000分之一，为临界高风险

风险计算结果

筛查项目:	年龄风险	截断值	风险值	筛查结果
21-三体综合征	1:1251	1:270	1:5427	低风险
18-三体综合征	1:11258	1:350	1:327	高风险
NTD		AFP = 1.8 MoM		低风险

该孕妇怀18-三体患儿的概率是327分之一，大于划线值350分之一，为高风险

18- 三体综合征也称爱德华氏综合征。这是区别于 21- 三体综合征的第二种常见染色体三体征。常表现为生长发育障碍、外貌多发畸形等。

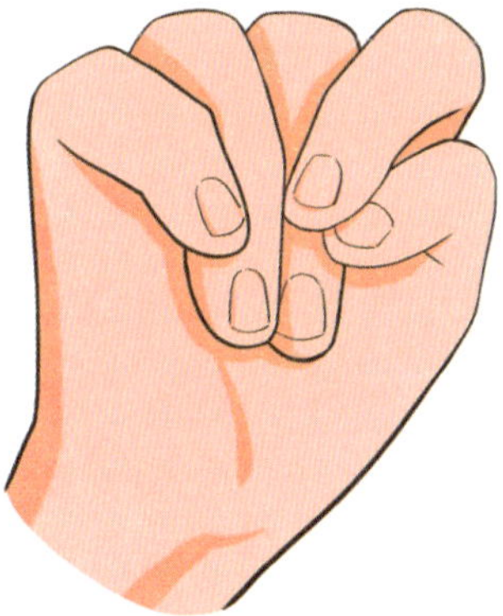

18- 三体综合征患者手部特征：特殊的握拳姿势

★ NTD（神经管畸形）

标记物	结果	单位	校正 MoM
AFP	46.8	U/mL	1.14
hCGb	11.941	ng/mL	0.75

1.14<1.8，胎儿神经管畸形低风险

风险计算结果

筛查项目:	年龄风险	截断值	风险值	筛查结果
21-三体综合征	1:1183	1:270	1:100000	低风险
18-三体综合征	1:10645	1:350	1:100000	低风险
NTD	神经管缺陷高风险的划线值	AFP = 1.8 MoM		低风险

标记物	结果	单位	校正 MoM
AFP	99.174	U/mL	2.12
hCGb	27.48	ng/mL	1.76

2.12>1.8，胎儿神经管畸形高风险

风险计算结果

筛查项目:	年龄风险	截断值	风险值	筛查结果
21-三体综合征	1:1020	1:270	1:100000	低风险
18-三体综合征	1:9179	1:350	1:100000	低风险
NTD		AFP = 1.8 MoM		高风险

所谓“神经管畸形”就是指包括无脑儿、脑膨出、脑脊髓膜膨出、脊柱裂或隐性脊柱裂、唇裂及腭裂等发育畸形。

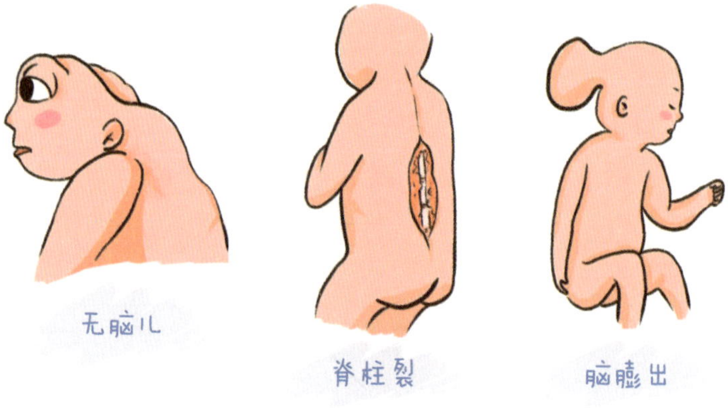

神经管畸形

掌握了这几点，准妈妈就能快速看懂唐氏筛查报告单。是不是也没那么难呢？

系统B超

什么是系统 B 超?

系统 B 超也叫大排畸，一般在孕 20 ~ 24 周做，是整个孕期非常重要的一次 B 超检查。它是对胎儿全身（包含头颅、颜面部、心脏、腹部、脊柱、肢体等）做系统的超声检查，通过此检查，提高胎儿畸形的检出率，降低严重缺陷胎儿出生率。

做系统 B 超的时间有多长?

胎儿太小会有一些脏器结构看不清楚，胎儿太大又会出现胎儿肢体遮挡，也会影响系统 B 超的排畸。因此，做系统 B 超的最佳时间为 22 ~ 24 周，最晚不超过 24 周。

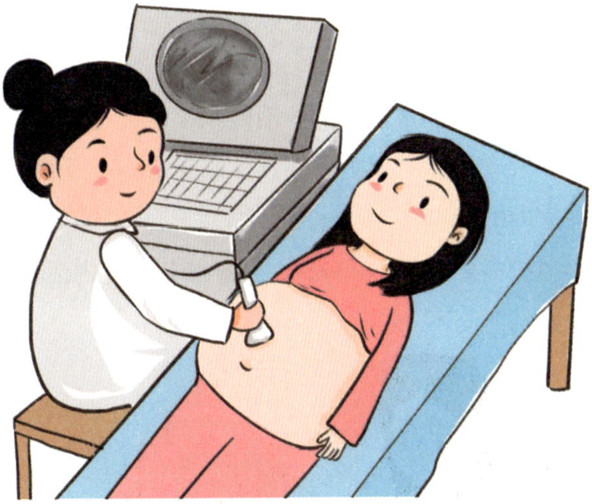

系统 B 超

为什么有的胎儿超声不能一次做完?

检查时需要胎儿体位配合，才能将所有要检查的部位看清、看全。一旦宝宝体位不配合，有的部位就看不清，而且孕妇的腹壁脂肪太厚、羊水少都会影响检查效果。

宝宝体位不配合的情况有很多，如胎儿俯卧位，就观察不到胎儿的脸；胎儿蜷曲，就观察不清胎儿的脊柱等。所以，当医生建议你过半小时或 1 小时再来检查时，不用担心。一些“调皮”的宝宝，就是需要孕妈来来回回多次检查才能看清，甚至是 1 ～ 2 周后再到医院才能检查完这一项。

· 小剧场 ·

应该做系统 B 超还是四维 B 超?

胎心监护

• 什么是胎心监护?

胎心监护是孕晚期非常重要的一项检查，是通过仪器监测胎儿心脏的电生理变化，表现为胎心监护仪连续监测胎心率以及宫缩的变化，以便了解胎儿在宫内的状态。

一次胎心监护需要 20 ～ 40 分钟，根据胎儿在宫内活动周期的不同，每个孕妈做检查的时间不一样。

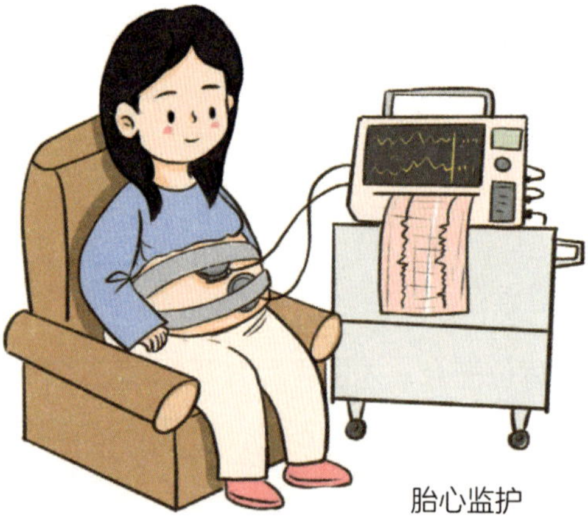

胎心监护

- **哪些孕妇需要做胎心监护？**

✓ 妊娠 32 周以后的所有孕妇。

✓ 双胎、高血压等特殊孕妇可以根据病情提前开始做胎心监护。

- **胎心监护有什么意义？**

正确解读胎心监护图形对及时发现胎儿缺氧，预防死胎，降低新生儿缺氧和惊厥、新生儿酸中毒的发生率，防止脑性瘫痪的发生非常重要。

- **如何顺利完成胎心监护**

为了能够顺利完成胎心监护，孕妈在监护的前一天晚上要休息好，监护当天在做之前要吃饱饭。如果没有休息好或饿肚子，胎儿会没有能量，动得幅度小或不太动，会影响胎心监护结果。

· 小剧场 ·

怎样才能知道生男还是生女？

| 无创DNA |

- **什么是无创 DNA 检测？**

无创 DNA 检测，全称为“孕妇外周血胎儿游离 DNA 产前检测”，是通过抽取孕妇的静脉血，提取胎儿游离 DNA，利用新一代高通量测序技术，结合生物信息分析，得出胎儿患染色体非整倍体疾病的风险。

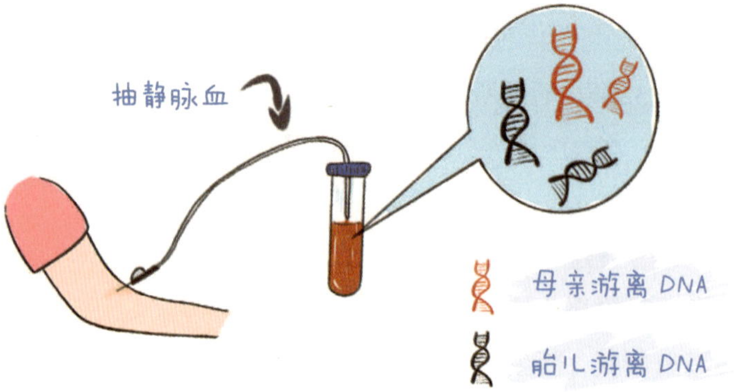

无创 DNA 检测

• 无创 DNA 检测有何特点?

✓ 无创取样（抽静脉血，不需要空腹）。

✓ 无流产风险。

✓ 灵敏度高。

✓ 准确率高。

✓ 假阳性率低。

对于唐氏综合征的检出率可达 95% 以上，而假阳性率低于 0.5%。

• 无创 DNA 检测有哪些局限性?

✓ 仅针对 13、18、21 号染色体。

✓ 不是产前诊断方法。

✓ 结果为高风险仍需要进一步做产前诊断（羊水穿刺）。

• 多少孕周做无创 DNA 检测最合适?

一般建议怀孕 12 ~ 22^{+6} 周做无创 DNA 检测最合适。

• 哪些孕妇适合进行无创 DNA 检测?

✓ 唐氏筛查报告为临界高风险。

✓ 有介入性产前诊断禁忌证的孕妇（如先兆流产、发热、出血倾向、慢性病原体感染活动期、孕妇为 Rh 阴性血型等）。

✓ 孕 20^{+6} 周以上错过唐氏筛查，但要求降低常染色体非整倍体风险的孕妇。

● 哪些孕妇慎用无创 DNA 检测?

✓ 早、中孕期产前筛查高风险。

✓ 预产年龄≥ 35 岁。

✓ 重度肥胖（体质指数 BMI ＞ 40 千克 / 米 ^{2}）。

✓ 通过体外受精 – 胚胎移植方式受孕。

✓ 双胎及多胎妊娠。

✓ 医生认为可能影响结果准确性的其他情形。

● 哪些孕妇不适合进行无创 DNA 检测?

✓ 孕周＜ 12 周。

✓ 夫妇一方有明确染色体异常。

✓ 孕妇 1 年内接受过异体输血、器官移植、干细胞治疗等。

✓ 胎儿超声检查提示有结构异常需进行产前诊断。

✓ 有基因遗传病家族史或提示胎儿罹患基因病高风险。

✓ 孕期合并恶性肿瘤。

✓ 医生认为可能影响结果准确性的其他情形。

| 产前麻醉门诊 |

● 什么是产前麻醉门诊?

有些医院开设有产前麻醉门诊，对可能要实施无痛分娩或剖宫产的产妇进行详细的麻醉咨询和评估。

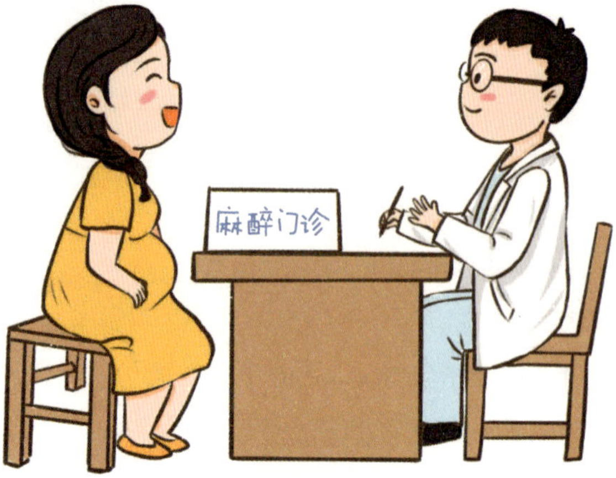

产前麻醉门诊

就诊产前麻醉门诊有什么意义?

可以让麻醉医生提早了解产妇的身体状况，对一些有麻醉相关合并症的产妇进行指导，做进一步的检查和必要的处理，选择适当的麻醉方式，最大限度地保障产妇围生期安全。

哪些孕妇需要就诊产前麻醉门诊?

✓ 拟行分娩镇痛或剖宫产的产妇。

✓ 有合并症需了解麻醉方式或麻醉注意事项的患者。

✓ 术后出现不适且不适症状怀疑与麻醉相关的患者。

产前麻醉门诊咨询有哪些好处?

✓ 计划顺产的孕产妇经麻醉门诊评估后，能更快捷地实施分娩镇痛，减轻孕妇临产时的痛苦。

✓ 提高术前麻醉评估质量。产科手术大多是急诊，而产科麻醉的并发症发病率和死亡率与麻醉前没有充分了解产妇病史和缺少术前准备息息相关。产前麻醉门诊根据不同病人情况制订不同方案，从而降低了麻醉风险。

✓ 患者若术后出现不适，怀疑与麻醉相关时可直接就诊麻醉门诊，麻醉医生能早期发现问题并处理。

糖尿病筛查

• 什么是妊娠期糖尿病筛查?

妊娠期糖尿病筛查又称糖筛。妊娠之后首次发现或首次发病的糖尿病，称为妊娠期糖尿病（GDM）。妊娠期糖尿病筛查是为了判断孕妈是否患有妊娠期糖尿病。

• 怎样进行糖尿病筛查?

通常是通过口服葡萄糖耐量试验（oral glucose tolerance test，OGTT），在空腹，以及口服 75 克葡萄糖后 1 小时、2 小时分别通过采血检测血糖值，用来排查孕妇是否患有妊娠期糖尿病。

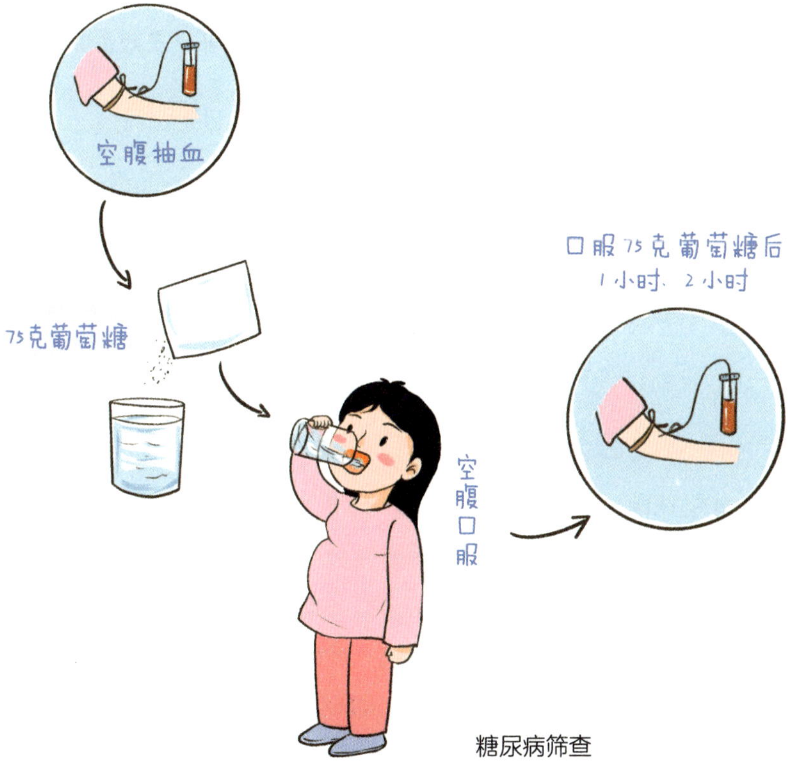

空腹抽血
75克葡萄糖
空腹口服
口服 75 克葡萄糖后
1 小时、2 小时

糖尿病筛查

- **采血孕周**

低风险孕妈一般在 24 ～ 28 周进行糖筛，错过了这个孕周后面依然可以做。

- **怎样判断是否患有妊娠期糖尿病？**

目前妊娠期糖尿病筛查的方法及诊断在国际上使用的标准值为：

✓ 空腹 5.1 毫摩尔 / 升。

✓ 服糖后 1 小时 10.0 毫摩尔 / 升。

✓ 服糖后 2 小时 8.5 毫摩尔 / 升。

任何一项达到或超过正常值范围，即诊断为妊娠期糖尿病。

小叮嘱

需要了解的是，一次测量的结果仅代表当下的身体情况，这也和筛查前孕妈的休息状况、饮食情况等都有一定的关系。

B族链球菌

- **什么是 B 族链球菌？**

B 族链球菌，英文缩写为 GBS，也叫“无乳链球菌”，是一种兼性厌氧的革兰氏阳性球菌。它可以间断性、一过性或持续性地定植于消化道和生殖道。孕妇 B 族链球菌定植是指孕期在阴道、直肠或肛周取样培养呈 B 族链球菌阳性。B 族链球菌是一种机会致病菌，在一定条件下可由定植状态转为致病菌，导致孕产妇或新生儿患侵袭性 B 族链球菌病。

如果孕妈有 B 族链球菌定植而未加以干预，那么有 50% 的可能性会垂直传播给新生宝宝，有 1% ~ 2% 的宝宝会发展为新生儿 B 族链球菌早发型感染。

• B 族链球菌感染有哪些危害?

★ 新生儿 B 族链球菌分为早发型和晚发型

✓ 早发型：一般发生在出生后 7 天内，常见表现为肺炎、败血症等。

✓ 晚发型：常会发展为脑膜炎，严重者会导致新生儿死亡。

★ 孕产妇 B 族链球菌感染

部分孕妈没有症状，仅仅在产检 B 族链球菌筛查时发现；部分孕妈会出现胎膜早破、羊膜腔感染、尿频、尿急、尿痛、血尿、早产、产后子宫内膜炎等症状和疾病，特别是早产风险明显增加。

• 如何预防 B 族链球菌感染?

很多孕妈感染 B 族链球菌后自身并无任何症状，如果不去检查，完全不知道自己存在 B 族链球菌感染或定植。所以孕妈到了孕 35 ~ 37 周要常规做 B 族链球菌检测。若超过 5 周未分娩或者即使孕期筛查阴性却发生了胎膜早破，仍然需要重复做 B 族链球菌筛查。

如果筛查结果阳性，先不要恐慌。医生会建议在出现胎膜早破，或者孕妈出现见红、有宫缩产程发动时，预防性使用抗生素。通过规范干预，宝宝出生后罹患早发型 B 族链球菌感染的风险会明显降低。

| 高龄产妇 |

前面我们介绍了高龄产妇的定义和备孕期间的注意事项。一旦成功怀孕，高龄产妇也意味着要面临更多的挑战，需要了解更为丰富的孕期知识。

● 高龄产妇做唐氏筛查要注意什么？

35 岁后生育唐氏综合征患儿的风险可达到 1/378，40 岁后风险更高。所以预产期年龄在 35 ～ 39 岁而且单纯年龄为高危因素者，可先行 NIPT（无创 DNA 筛查）进行胎儿染色体非整倍体异常的筛查。

预产期年龄≥ 40 岁的孕妇，建议行绒毛穿刺取样术或羊膜腔穿刺术，进行胎儿染色体核型分析和（或）染色体微阵列分析（CMA）。

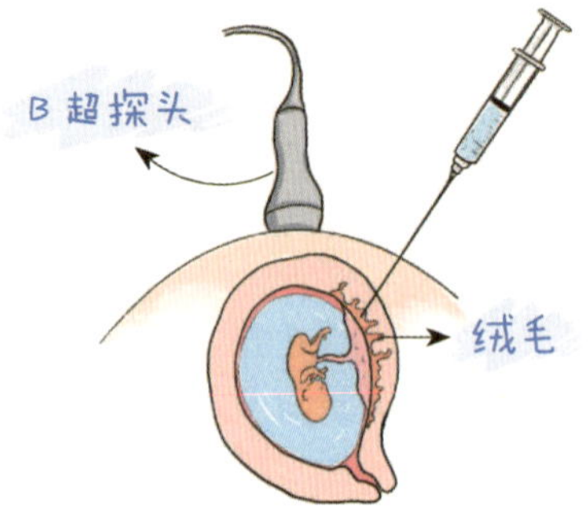

绒毛穿刺取样术

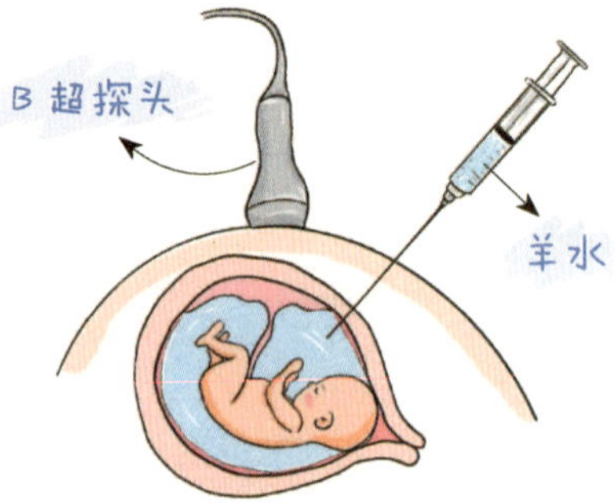

羊膜腔穿刺术

● 高龄产妇必做的超声检查有哪些？

高龄孕妇除常规产检外，重点检查项目还包括：

✓ 停经 7 周后或腹痛、肛门坠胀时应做 B 超明确宫内妊娠，排除宫外孕可能，尤其经产妇或有流产史、剖宫产史者更应早期超声检查。

✓ 妊娠 11 ～ 13^{+6} 周，超声筛查胎儿 NT，孕妈宫颈管长度、妊高征高危人群的孕妈测子宫动脉的血流值等。

✓ 妊娠 20 ～ 24 周，行胎儿系统超声筛查和四维超声，即大排畸检查。

✓ 妊娠 24 ～ 28 周应进行胎儿心脏超声排查胎儿心脏结构异常，进行早期胎儿生长受限（fetal growth restriction，FGR）筛查。

● 高龄妊娠伴高血压或糖尿病怎么办？

高龄产妇易患妊娠高血压综合征、妊娠期糖尿病等，孕期应加强血糖、血压、体重等指标的自我监控，有任何感觉不适均应及时就诊。

一个身体，
两个心跳，
素未谋面，爱你至深。

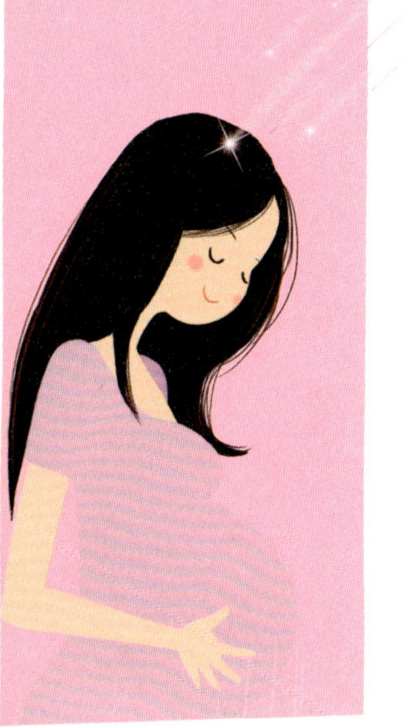

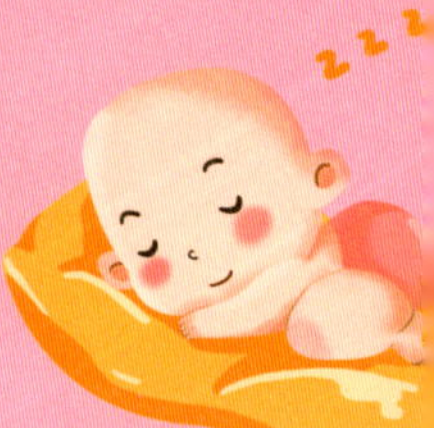

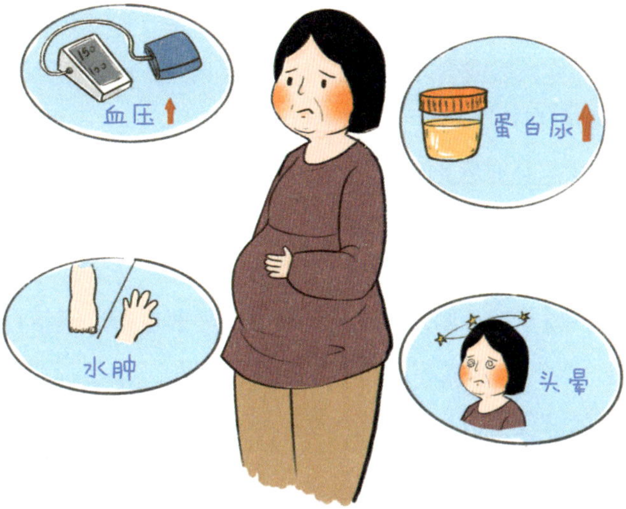

高龄妊娠伴随的不适症状

有妊娠期高血压高危孕妇在孕 12 周后，如果没有口服阿司匹林禁忌证，可以口服 100 毫克阿司匹林来预防高血压的发生，同时应保证足够的休息（左侧卧位），控制体重，注意摄入足够的蛋白质、维生素、钙和铁，控制高热量食物的摄入（提倡低盐、高蛋白、高维生素饮食）。

妊娠期糖尿病患者应到医院专科门诊咨询，掌握饮食控制（热卡计算）、血糖监测、运动技巧等，坚持少食多餐（七分饱），餐后散步 30 ～ 40 分钟，做好血糖管理，避免糖妈妈再生个糖孩儿。

● 高龄产妇如何选择分娩方式?

争取自然分娩：合理营养、适宜运动、良好的生活习惯、控制体重等，是自然分娩的必要条件。孕妈体重增长在 10 ～ 12.5 千克的范围，胎儿体重控制到 3.2 千克左右，胎位正常者且无合并症、并发症者，产程中应严密监护母胎情况，可采取无痛分娩 。

分娩方式的选择不是绝对的，医生会根据孕妇的实际情况，如孕期是否顺利、胎儿大小、骨盆等条件进行综合判定。但鉴于 40 岁以上的初产妇怀孕属于高危妊娠，应加强胎儿监护，一般情况下建议在妊娠 40 周前选择合适的时机进行剖宫产手术。

• 高龄产妇孕期有哪些注意事项?

✓ 规范补充叶酸或含叶酸的复合维生素（预防子痫前期、胎盘早剥、胎儿生长受限、早产、贫血、先天性心脏病等）。

✓ 及时规范补充铁剂和含有维生素 D 的钙剂，根据血清铁蛋白和骨密度情况可考虑适当增加剂量。

✓ 注意合理营养，充足睡眠，适量运动。

✓ 按时产检，自数胎动，重视胎教，必要时进行远程胎心监护，有头痛、眼花、胸闷、心慌等任何不适应及时就诊。

✓ 不可随意使用抗生素、安眠药、镇静剂；注意做好自我防护，勤洗手，少聚集，戴口罩。

第四章 孕期可能遇到的问题

放射性检查（X线和CT）

或许是二战中原子弹的杀伤力太大，或是苏联切尔诺贝利核电站周围可怕生物的传说太多，很多人谈起辐射就胆战心惊，总觉得被辐射之后，就可能产生各种突变和畸形。医学上常用的 X 线和 CT，也因为有辐射而被“嫌弃”。

X 线检查与 CT 的原理基本相同，都存在电离辐射，有可能导致胎儿致畸或致死。但值得注意的是，这些放射性检查对胎儿的影响大小取决于检查时孕妈的孕周大小及所做检查的辐射剂量大小。

放射性检查可能对胎儿造成的影响主要有胚胎死亡及胎儿生长受限、小头畸形、肿瘤以及远期智力障碍等。

● 造成胎儿不良结局的辐射暴露剂量有多大?

✓ 能够对胎儿产生不良影响的最低辐射暴露剂量是 50 ~ 200 毫戈瑞（mGy）。

✓ 大于 1 戈瑞（Gy）的大剂量的暴露（1 戈瑞＝ 1000 毫戈瑞）才容易导致胚胎死亡！

✓ 临床上，造成出生后严重智力障碍的最低暴露剂量是 610 毫戈瑞。

● 医学检查的辐射剂量是多少，对宝宝有什么影响?

脱离剂量谈危害，都是“耍流氓”。平时我们做检查的辐射剂量究竟有多大呢? 不同孕周究竟多大剂量的辐射才会导致宝宝异常呢? 请看权威文献数据:

✓ 不同部位的 X 射线、CT 检查对胎儿的辐射暴露剂量有所差异，具体如下表所示:

妊娠期常用 X 射线、CT 及核素显像的照射部位及胎儿辐射暴露剂量

检查方法及照射部位	胎儿辐射暴露剂量 / 毫戈瑞
· X 射线（正侧位）	
颈椎	< 0.001
四肢（仅检测一侧上肢或下肢时）	< 0.001
乳房	0.001 ~ 0.01
胸部	0.0005 ~ 0.01
腹部	0.1 ~ 3.0
腰椎	1.0 ~ 10
静脉肾盂造影	5 ~ 10
结肠气钡双重造影	1.0 ~ 20
· CT	
头、颈部	0.001 ~ 0.01
胸部或肺动脉造影	0.01 ~ 0.66
限制性骨盆测量 （经股骨头层面的单层轴位扫描）	< 1
腹部	1.3 ~ 35
盆腔	10 ~ 50
· 核素显像	
低剂量灌注显像	0.1 ~ 0.5
99mTc 骨显像	4 ~ 5
全身 PET/CT	10 ~ 50

我们可以看到，最常见的胸部 X 线、乳房、腰椎等检查的胎儿辐射暴露剂量是非常低的。

表中对胎儿暴露剂量最高的检查是盆腔 CT，但其暴露剂量仅是 10 ~ 50 毫戈瑞，并没有达到造成胎儿不良结局的最低暴露剂量。所以说，常见的放射性检查都是相对安全的，没有必要因为某一项检查而终止妊娠。

✓ 因病情需要必须行某些特殊检查或多次检查导致累计暴露剂量超过 50 ～ 100 毫戈瑞时，可以根据孕周及胎儿辐射剂量暴露大小综合分析其风险，具体情况如下表所示：

受孕后不同时间辐射暴露的风险及估计影响胎儿的辐射剂量阈值

受孕后时间及可能影响	估计辐射暴露剂量阈值 / 毫戈瑞
· 0 ～ 2 周	
胚胎死亡或没有影响	50 ～ 100
· 2 ～ 8 周	
先天畸形（骨骼、眼、生殖器） 生长受限	200 200 ～ 250
· 8 ～ 15 周	
严重智力障碍（风险高） 小头畸形	60 ～ 310* 200
· 16 ～ 25 周	
严重智力障碍（风险低）	250 ～ 280

注：* 每增加 1000 毫戈瑞，智力商数降低 25。

各位准妈妈可以依据自己的停经周数及所做的检查对照评估相关的风险。

综上我们可以明确的是，目前尚无证据表明妊娠期单次 X 射线和 CT 影像检查对胎儿存在危害。就算部分孕妇意外接受了辐射性影像学检查，也应根据具体的辐射情况和孕周大小来进行综合评估。

任何时候，我们孕育一个新生命，或放弃一个无辜生命，都需要慎重，再慎重。

核磁检查

某些原因下需要做胎儿核磁共振检查时，孕妈总是非常担心。光一个核磁的“核”字，就足够让孕妈害怕了。其实，此“核”非彼“核”，核磁共振检查是一种很安全的检查。

• 核磁共振检查有辐射吗？会不会对宝宝有伤害？

核磁共振成像也称磁共振成像（MRI），是没有电离辐射的。“核磁共振”里的“核”可不是福岛核电站泄漏出来的那个“核”，而是氢质子核，也就是咱们体内水分子的组成成分。核磁共振就是利用人体内水的比例大，氢质子核含量多的特点进行成像的。

因为它主要采用的是电磁波原理。在中学阶段，我们学过“电磁学”，可以简单理解为“电生磁、磁生电”。这种电磁波所释放出来的量相当于平时手机及电视机所释放出来的量，对身体不会有害。

• 什么时候可以做胎儿磁共振检查？

美国食品与药品管理局（FDA）建议胎儿磁共振检查应在妊娠满 3 个月后进行，另外孕妇和胎儿避免做增强磁共振检查。

妊娠早期（14 周以前）：不做胎儿磁共振检查。除非已怀孕但不准备继续妊娠，可以检查。

妊娠中期（14 ~ 27 周）：一般推荐 20 周以后做检查。

妊娠晚期（28 周后）：可以做检查。

• 为什么做了超声检查后还要做胎儿磁共振检查？

超声（US）检查依旧是胎儿影像学检查的首选方法，它具有无创、快速、实时、廉价、准确等不可替代的优势。但遇到一些特殊类型的孕妇，如：肥胖、有子宫肌瘤、羊水量少、多胎等，加上超声视野小，这些情况时对胎儿的显示欠佳。

磁共振检查（MRI）的视野大、有较好的软组织对比度，且不受气体、骨骼、母体体型（肥胖）、羊水少及胎位不满意等因素干扰，可以清晰显示胎儿脑、肺、消化道等常见器官病变，能够提供额外的补充诊断信息。尤其是对羊水过少、胎儿复杂畸形、胎头入盆后（胎儿颅脑的评价）的诊断效果好。

• 磁共振检查有什么注意事项？

✓ 体内有金属植入物：体内有金属植入物者不宜做。如骨折术后的金属植入物，带胰岛泵者，带心电起搏器者，体内存有铁磁性金属止血夹者，病情危急不宜做检查者，金属、磁性血管支架者，安装假肢、人工髋关节、义齿的患者等。

✓ 体外有铁磁性物品：如孕妇头上的小卡子，防辐射衣物，收腹裤上的小铁环，住院患者胸部的电极片，手机、磁卡、钥匙、手表、背包、硬币、打火机等，均不能带到磁共振室内。

✓ 其他情况：随着现在医学设备和医学材料的进步，有些金属物品用钛合金替代了，所以孕妇或者家属应主动向技师或医生告知相关的病史，特别是外伤史和手术史等。

▲ 切记：推车、轮椅、输液架、监护设备等（除非特指）一定不能进入检查室，否则后果不堪设想。

多胎妊娠

一次妊娠子宫腔内同时有两个或两个以上胎儿，称为多胎妊娠。多胎妊娠的发生率与种族、年龄及遗传等因素有关。

虽然“一举多得”意味着加倍的幸福，但随之而来的也有加倍的风险。

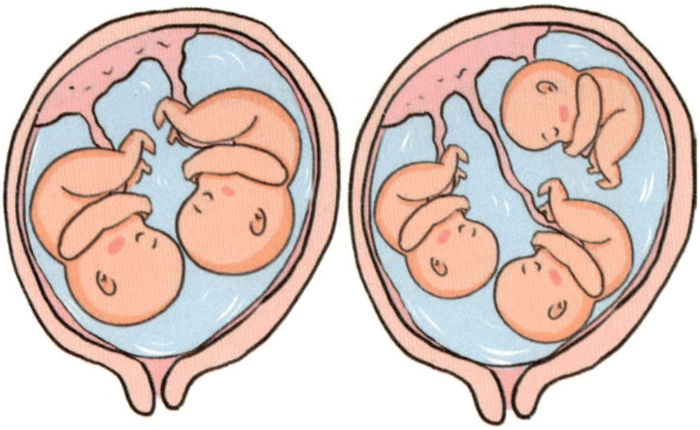

多胎妊娠

• 流产和早产

双胎妊娠的流产率高于单胎 2 ～ 3 倍。双胎发生早产的概率，是单胎妊娠的 7 ～ 10 倍。

早产不仅会影响胎儿的生长发育和营养状况，也是导致新生儿死亡的主要原因之一；而且会增加成年期疾病的发生率和死亡率，同时给社会及家庭带来巨大的经济压力和精神负担。

• 妊娠期贫血

贫血是一个全球性的公共卫生负担，影响着约 23.6 亿人。育龄妇女因月经失血而患贫血的风险增加，而反复怀孕和分娩让其患贫血的风险进一步增加。双胎妊娠发生贫血的概率是单胎妊娠的 2.4 倍。

缺铁是贫血最常见的原因，占贫血病例的一半，是全球第四大致残原因。缺铁性贫血可导致母亲疲劳、智力水平下降、感染和产后抑郁，还可增加输血的风险。

妊娠期贫血不仅与早产、低出生体重婴儿风险增加有关，还会增加围生期的新生儿死亡率。

• 妊娠期高血压疾病

妊娠期高血压是一种妊娠期特有的疾病。双胎妊娠的孕妇发生妊娠期高血压疾病的概率，是单胎妊娠的 3 ～ 4 倍。

妊娠期高血压患者如果不及时治疗，可能导致孕妇子痫、胎盘早剥、产后出血、多器官功能衰竭（心衰、肝肾功能衰竭）、DIC（弥散性血管内凝血）、胎儿早产、胎儿生长受限等，危及母儿生命，是导致孕妇死亡的四大原因之一。

● 妊娠期糖尿病

在单胎妊娠中，妊娠期糖尿病的发生率为 15% ~ 18%，而怀有双胞胎的孕妇妊娠期糖尿病的发生率是单胎的 2 倍。

对孕妇的影响主要有高血糖会使胚胎发育异常、妊娠期高血压、感染、羊水过多、难产、巨大儿剖宫产率高、产后出血、酮症酸中毒等。胎儿成人后，患糖尿病、高血压、肥胖等疾病的可能性增加。总之，妊娠期糖尿病可能影响三代人的健康。

● 妊娠期肝内胆汁淤积症

双胎妊娠的雌激素水平高于单胎妊娠，妊娠期肝内胆汁淤积症发生率更高。

胆汁淤积症引起的严重瘙痒会让人坐立不安、辗转反侧、夜不能寐、茶饭不思，“痒不欲生”。它是隐形杀手，与几种不良围生期结局相关，包括死产、羊水胎粪污染和早产（包括自发性和医源性早产）。

双胎妊娠有风险，孕期如有任何问题应秉持早发现、早诊断、早治疗的原则，选择专业的医院及医生团队。

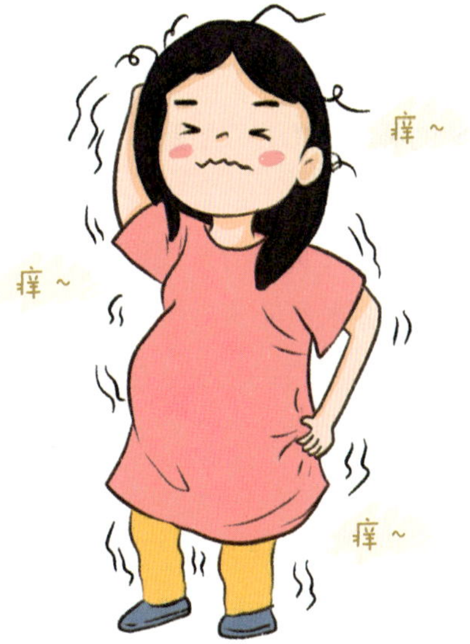

胆汁淤积症引起的瘙痒

双胎输血综合征

很多准妈妈都觉得，怀了双胞胎，两个宝宝一起长大，是件很幸运的事情。的确，健康的双胞胎能让人收获双倍的幸福。但是有时候怀双胞胎却不见得是好事情。

小故事

阿菊（化名）怀孕了，到医院检查是双胞胎，全家特别高兴！怀孕中期做B超检查，显示胎儿羊水多且一大一小，大夫说情况很严重，要住院做手术。全家都慌了。眼睁睁的好事情，为什么会变成这样呢？

• 绒毛膜性

说起双胎妊娠，首先就要确定其绒毛膜性是单绒毛膜还是双绒毛膜，这一点很重要，会直接影响宝宝生长的风险大小！

双胞胎分为双卵双胎和单卵双胎。双卵双胎是 2 个卵子分别受精形成的胚胎，单卵双胎是由 1 个受精卵分裂形成的。

★ 双卵双胎

由两个卵子分别受精形成，两个受精卵的基因不完全相同，所以生下的宝宝长得不像，性别也可能不同。两个胎儿分别住在各自的“房间”里，拥有各自的胎盘（也有融合成 1 个的情况）、两个羊膜腔，中间有两层羊膜和绒毛膜，有各自独立的血液循环。

★ 单卵双胎

由 1 个受精卵分裂形成，这两个受精卵有着相同的基因，所以两个宝宝长得很像、性别也一样。根据受精卵发生分裂的时间不同，受精卵可以有以下几种不同的绒毛膜性：

✓ 双绒毛膜双羊膜囊双胎（双绒双羊）：两个宝宝住在一个子宫的不同

“房间”里，有两个羊膜囊、两层绒毛膜，胎盘为 1 个或 2 个。

✓ 单绒毛膜双羊膜囊双胎（单绒双羊）：两个宝宝在同样的羊水里共存，但中间有个膜隔开了，共享 1 个胎盘。

✓ 单绒毛膜单羊膜囊双胎（单绒单羊）：两个宝宝共享 1 个羊膜囊、1 个胎盘，中间没有间隔。这种情况是极其危险的，极容易出现脐带缠绕、打结等意外。

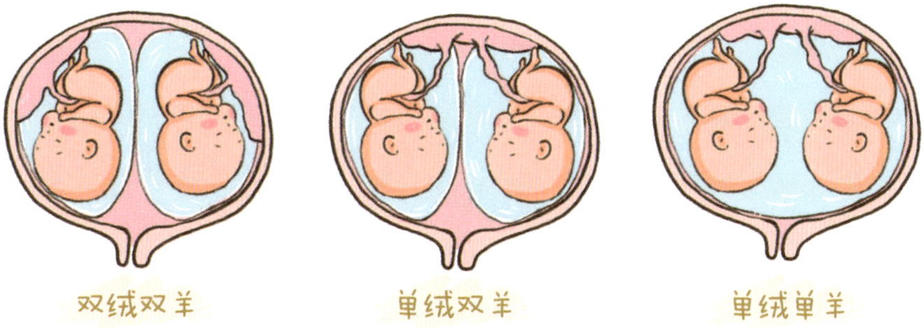

单卵双胎

• 双胎输血综合征

有 60% ~ 70% 的单卵双胎为单绒双羊。有 10% ~ 15% 的单绒双羊为双胎输血综合征（twin-twin transfusion syndrome，TTTs），就是两个孩子共用一个胎盘，各自胎盘之间又存在交通血管，导致其中一个胎儿向另一个胎儿输血引起的并发症，这是双胎的严重并发症之一。

双胎输血综合征的主要诊断依据是：①单绒毛膜双胎；②双胎出现羊水量的改变，一个羊水过多，一个羊水少。

阿菊的情况就是双胎输血综合征。同根生的两个胎儿在娘胎中就开始了殊死的竞争。双胎输血综合征如果不治疗，胎儿死亡率高达 90%。

• 双胎输血综合征（TTTs）怎样治疗？

✓ 胎儿镜手术：主要针对怀孕 16 ~ 26 周的双胎输血综合征，胎儿镜下选择性激光电凝胎盘的吻合血管。

✓ 羊水减量术：针对较晚发现的双胎输血综合征合并羊水过多者。

小故事

阿菊经过医院胎儿医学中心胎儿镜手术治疗，两胎儿情况良好。

孕吐

前一秒还谈笑风生，
后一秒却拔腿就吐。
前一秒还吃着心心念念的水煮鱼，
后一秒却全盘倒给马桶。

如果你身边有这样的人
请千万不要介意，
她可能只是一个
被孕吐绑架了的准妈妈。

孕吐有多夸张呢？有人只是看一眼菜谱上的“牛肉面”，就翻江倒海吐到不能自持。其实，也没什么大不了的，就是闻啥啥不对，啥也吃不下，睡觉睡不好，生无可恋罢了！

其实，孕吐并不是大家印象中的百害而无一利。从某种意义来讲，它是一种自我保护的方式。其实，怀孕最初的 3 个月是孩子发育的关键时刻，为了保护孩子，免受致畸因素的影响，妈妈才会有轻重不等的孕吐。

早孕反应的时间及严重程度跟血 HCG 值上升和下降时间一致，所以早孕反应的发生可能与 HCG 水平有关。另外，紧张、焦虑的准妈妈更易发生孕吐。其次，感染幽门螺杆菌的准妈妈们的发生概率会更高!

早孕反应的症状一般从怀孕 4 周就开始了，注意啦，这个时间是从末次月经第一天算起，在 9 周左右的时候早孕反应最严重，12 周开始症状慢慢自行缓解。早孕阶段，约有 50% 的准妈妈都会出现恶心、呕吐。25% 的准妈妈仅有恶心、无呕吐。91% 的准妈妈在孕 20 周以后症状自行缓解。还有不到 10% 的准妈妈整个孕期都会面临孕吐。

如果到了 12 周，准妈妈还是“吃嘛嘛香”，那恭喜了，这些准妈妈基本与早孕反应无缘了。

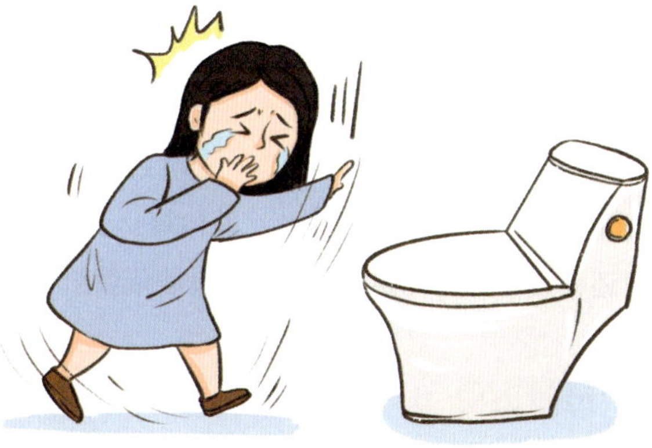

孕吐

如果你是整个孕期都伴有恶心、呕吐的准妈妈，也不要焦虑，以下几招教你应对自如。

• 第一招　保持好心态

曾经有位失去双亲的准妈妈，因妊娠剧吐住院，任凭医护人员想尽办法也不见明显好转。但奇迹就在她叔叔到来那一刻发生了，其实谁也不知道叔叔跟她讲了什么，但她的症状有了明显缓解。有一点是肯定的，心理精神因素和妊娠剧吐有很大的相关性。

怀孕之后，准妈妈们一定要保持良好的心态，不要紧张、焦虑。家人们一定要给予准妈妈们更多的关怀、爱护，帮助她们度过这段艰难的日子。对于有特殊原因的孕妇，必要时应去心理门诊咨询。

• 第二招　合理饮食

小故事

“医生，我可以吃麻辣小龙虾、火锅吗？”

“我能喝可乐吗？”

“每天只想喝小米稀饭怎么办？”

医生的回答是：“可以，但要适度！”

饮食调节中，喜纳适口为原则。

少食多餐，每餐间隔 2 ～ 3 小时。

食物应该多样化，注意多摄入维生素、膳食纤维，预防便秘。

可多吃较干的食物，如饼干、馍片、面包等，少喝汤水。即使立即吐出来，胃里还会残留少许食物，可满足自身能量供给！

• 第三招　适量运动

对于早期没有异常出血的孕妇，可在专业人士的指导下进行适当锻炼，避免长期卧床。也可做适量家务，保持饭后散步的好习惯，这些都可以减轻早孕不适。

• 第四招　营造良好环境

尽量避开油烟、鱼腥等一切有“异味”的环境。如果孕妈妈是在实验室等特殊环境中工作，应协调暂时离开当前工作环境。

• 第五招　可口服止吐药

维生素 B_1、B_6 是目前证实比较安全、有效的药物，孕吐比较严重者可以遵医嘱口服。

如果出现频繁的呕吐，体重减轻超过5%，尿酮体阳性，就要注意“妊娠剧吐”了！由于呕吐频繁，孕妇处于失水状态。“妊娠剧吐”不仅会影响宝宝健康，严重者甚至会危及生命安全，因此需要尽快寻求医生的帮助。

·小剧场·

早孕反应，硬扛还是去医院？

稽留流产

胚胎停育在临床上称为稽留流产，又称过期流产，是自然流产的一种特殊类型，指20周前胚胎或胎儿已死亡滞留宫腔内未能及时自然排出。早期妊娠稽留流产常在超声检查时被发现。

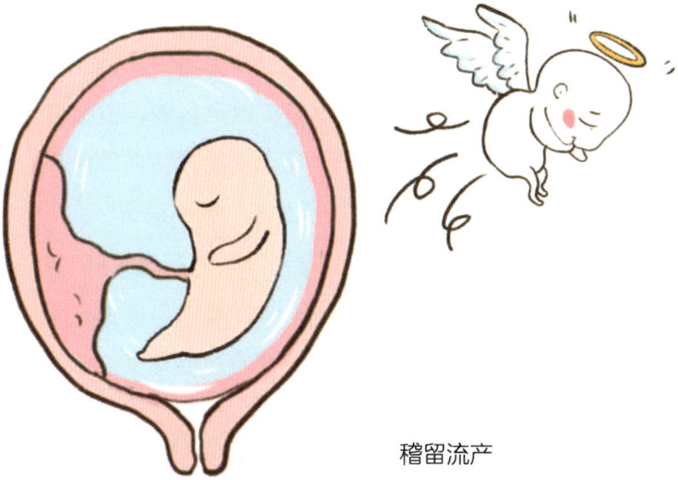

稽留流产

● 胚胎停育往往有以下几种原因

★ 解剖学异常

早孕期胚胎停育的原因包括子宫畸形和子宫异常。

✓ 子宫畸形：如子宫发育不良、单角子宫、双子宫及子宫纵隔等。

✓ 子宫异常：如宫腔粘连（Asherman 综合征）、子宫肌瘤、子宫内膜疾病、宫颈机能不全等。

这些均可影响宫腔内环境和子宫血供，从而影响胚胎着床和发育。

★ 染色体异常

40% ~ 60% 的稽留流产是因染色体异常导致，夫妻双方及胚胎染色体异常以及基因多态性、基因突变等均属于遗传异常。孕早期染色体异常是引起胚胎停止发育的主要原因已得到公认，夫妻任意一方的染色体异常均会导致下一代遗传物质改变。染色体异常可分为染色体的数目异常和结构异常，其中数目异常多见，尤以非整倍体的发生最多见。常见于多倍体、三倍体、单倍体及三体型等，最常见为 16 三体异常与 21 三体异常。

★ 感染因素

感染因素包括阴道内致病菌感染、病毒感染等。妊娠期女性内分泌水平发生一定的改变，使机体免疫力降低，对病原体的防御能力减弱，免疫缺陷为感染的主要原因。

✓ 阴道内致病菌感染包括：支原体、沙眼衣原体、阴道加德纳菌及某些厌氧菌。其中最主要的是支原体。支原体感染可以经胎盘垂直传播至宫腔，或孕妇下生殖道感染上行、感染扩散至宫腔，引起宫腔内感染，导致流产、胎儿宫内发育迟缓、胎膜早破以及胎死宫内等后果。

✓ 病毒感染包括：风疹病毒、巨细胞病毒、微小病毒、单纯疱疹病毒、肝炎病毒等。近年来有研究表明，人类免疫缺陷病毒（HIV）、人乳头瘤状病毒（HPV）、新冠肺炎病毒、寨卡病毒亦与胚胎停育有关，所以，孕前病毒感染的筛查对于预防胚胎停育有重要意义。

★ 免疫异常

可将受精卵在母体种植视作是一种半同种移植现象，胚胎和母体通过复杂的免疫机制，使母体免疫细胞对胚胎产生免疫耐受，使胚胎不被排斥。

导致胚胎停育的免疫因素主要有以下几个：封闭性抗体妊娠相关血浆蛋白 A 等产生不足的同种免疫紊乱，抗生殖免疫抗体为常见的免疫因素，稽留流产患者血清中抗心磷脂抗体（ACA）、抗子宫内膜抗体（EMA）、抗透明带抗体（ASA）、抗卵巢抗体（AOA）、抗 hCG 抗体明显升高。

★ 内分泌异常

黄体功能不足（LPD）、催乳素升高（PRL）、多囊卵巢综合征（PCOS）、甲状腺疾病等是引起胚胎停育的重要内分泌因素，可影响下丘脑—垂体—卵巢轴的功能。

黄体功能不全是由于孕激素产生不足或黄体维持时间过短。孕酮可降低子宫平滑肌的兴奋性及其对缩宫素的敏感性，抑制子宫收缩，维持正常胚胎发育。

多囊卵巢综合征患者在孕期用二甲双胍治疗，流产率会显著降低。

垂体功能异常或占位病变时，可引起高催乳激素血症，抑制下丘脑促性腺激素合成和释放，引起卵泡发育及排卵障碍，并干扰受精卵和胚胎发育，导致胚胎停止发育。

甲状腺功能异常者，如甲减患者，应遵医嘱使用甲状腺素或左甲状腺素钠；而甲亢者，应在甲亢得到控制后再妊娠，孕期需要密切观察病情变化。

★ 男方精液异常

男方精液活性异常，精子核蛋白不成熟是导致自发性流产和胚胎停止发育的危险因素。

★ 血栓前状态——易栓症

易栓症，又称血液高凝状态，指凝血因子浓度升高，或凝血抑制物浓度降低而产生的血液易凝状态，尚未达到生成血栓的程度，或者形成的少量血栓正处于溶解状态。目前研究较多的是抗磷脂抗体综合征、系统性红斑狼疮，并已肯定它与早、中期胎儿的不良结局有关。

普遍的观点认为高凝状态使子宫、胎盘部位血流状态改变，易形成局部微血栓，甚至胎盘梗死，使胎盘血供下降，胚胎或胎儿缺血缺氧，导致胚胎或胎儿发育不良而流产。

★ 环境和心理因素

随着社会和科技的进步，环境和母体心理因素对早孕期胚胎停育的影响越来越受到关注，包括物理性因素（X 射线、微波、噪声及高温等）、化学性因素（化学药物及毒品等）、不良生活习惯（工作压力较大、长期焦虑、酗酒、吸烟等）。

当医生诊断为稽留流产后尽早终止妊娠。早期稽留流产患者终止妊娠后应至少避孕半年。对于年龄大于 35 岁或者卵巢储备功能异常者，可视终止妊娠后内膜修复情况适当缩短避孕时间。应考虑避孕措施对生育的影响，优先选择短效、高效避孕措施。

在下次妊娠前，建议夫妇双方行优生检查，在医生的指导下孕育一个健康的宝宝。

| 出血 |

孕妈最怕的情况之一就是出血。在大家的印象里，它往往与流产、早产、宫外孕等画等号，容易让孕妇及家人紧张！

● 孕早期

★ 流产

✓ 发生因素：胎盘发育之前，多种原因会导致胚胎着床不稳定，不能维持正常的妊娠，孕妈常表现为阴道出血，造成流产。

✓ 常见表现：孕 12 周前少量阴道出血，可伴轻微腹痛、腰坠。发生此类情况须及时就医，因为出血较多可导致流产的发生。

★ 宫外孕

✓ 发生因素：受精的胚胎没有着床在子宫内便称为宫外孕，发生率大约是 1%，而其中 95% 的宫外孕都发生在输卵管。由于输卵管的管壁非常薄，无法供给胚胎足够的血液及营养，因此在怀孕 7 ~ 8 周时便会产生不正常阴道出血，甚至有严重腹痛或是因腹内大量出血而导致休克。

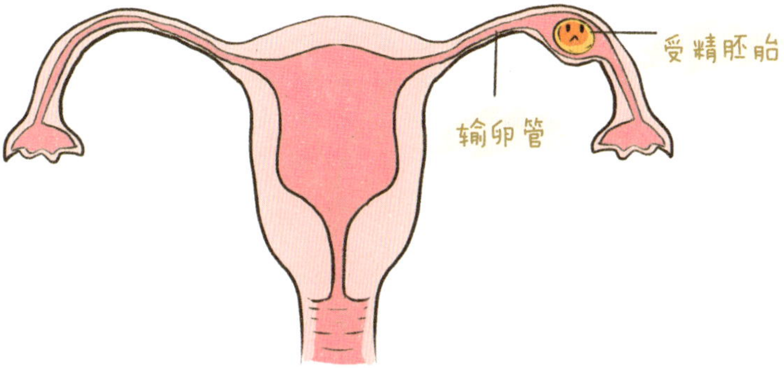

宫外孕

✓ 常见表现：除阴道出血和腹痛外，宫外孕患者还可伴有恶心、呕吐症状，严重者可能发生晕厥甚至休克。若出现上述症状，应该尽早就诊，做 B 超确定是否为宫外孕，以防发生休克危及生命。

★ 葡萄胎

✓ 发生因素：葡萄胎是一种良性绒毛膜疾病，发生率大约是千分之一。因为胎盘绒毛滋养细胞异常增生，末端绒毛转变成水泡，水泡间相连成串，状似葡萄因而称为葡萄胎。

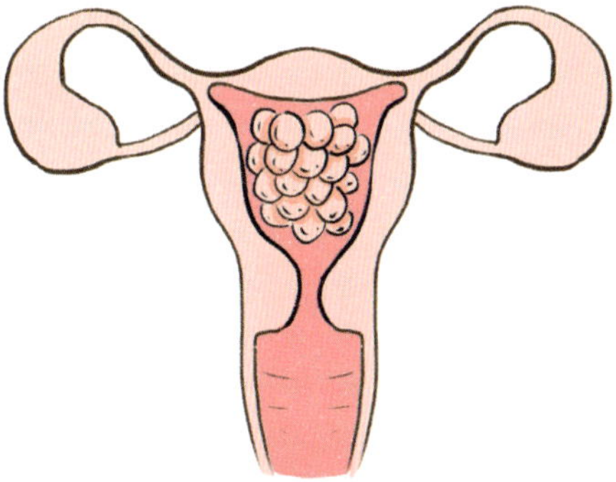

葡萄胎

✓ 常见表现：准妈妈们在怀孕初期会有不正常阴道出血，可伴腹痛，严重孕吐，甚至心悸等症状。

★ 宫颈息肉、糜烂或病变

✓ 发生因素：子宫颈严重发炎时导致糜烂而出血，或者原本已有子宫颈息肉充血，因激素的改变造成表面微血管破裂。

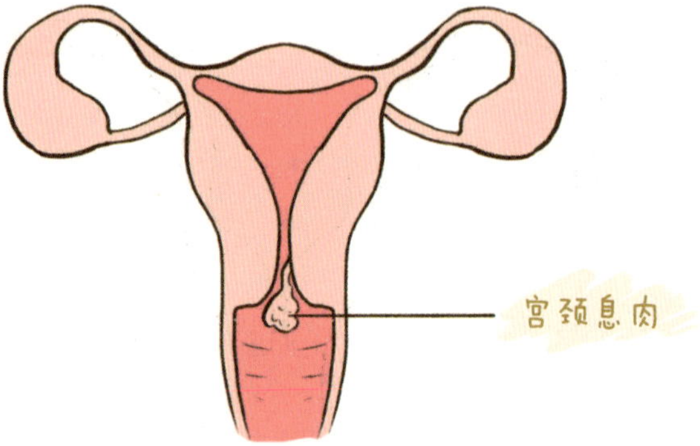

宫颈息肉

✓ 常见表现：无诱因的阴道出血。

● 孕中期及孕后期

★ 早产

✓ 发生因素：胎膜早破、羊水过多、多胎妊娠、子宫过度膨胀及胎盘因素、生殖道及泌尿道的感染。

✓ 常见表现：有痛感且逐渐增强，子宫 20 分钟有 3 次及以上规律宫缩，伴有进行性宫颈管缩短、胎头下降。

如果子宫收缩的频率增加，下腹有强烈的下坠感，并且有疼痛感，伴有阴道出血等，这些都是早产临产的症状。

★ 前置胎盘

✓ 发生因素：正常怀孕时，胎盘附着在子宫壁的前壁、后壁或顶部，如果胎盘附着于子宫的部位过低，达到或者遮盖子宫颈内口，称为前置胎盘。

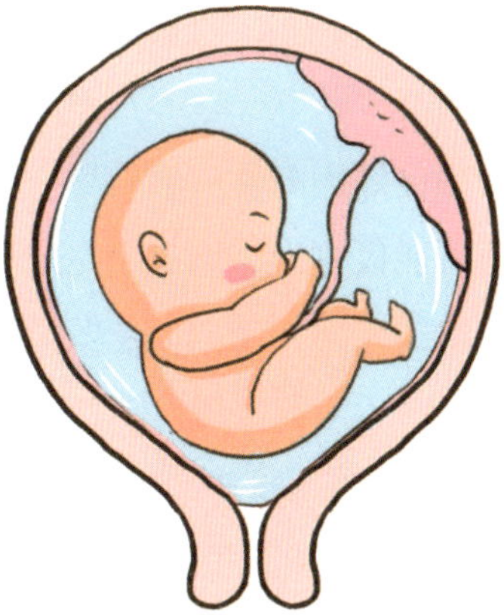

正常胎盘

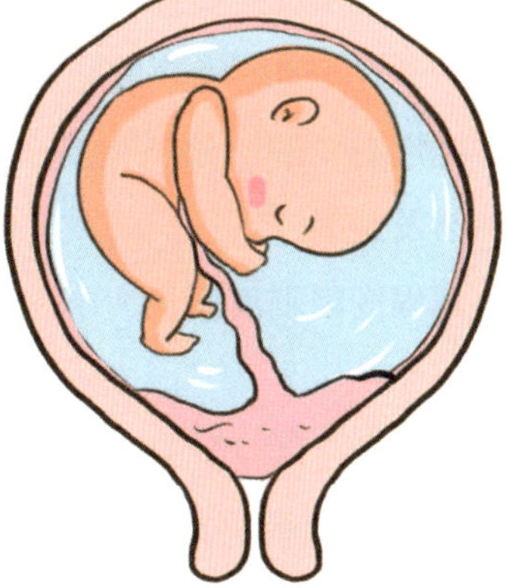

前置胎盘

✓ 常见表现：妊娠晚期发生无诱因无痛性阴道出血是前置胎盘典型的临床表现。

此种出血可能会造成胎儿缺血缺氧，孕妇自身也处于危险状态，须立即就医。

★ 胎盘早剥

✓ 发生因素：正常情况下，胎盘在胎儿产出后才剥离；胎儿娩出前，部分或完全的胎盘与着床部位的子宫壁分离，称为胎盘早剥。临床上分为两种形态：显性剥离和隐性剥离。

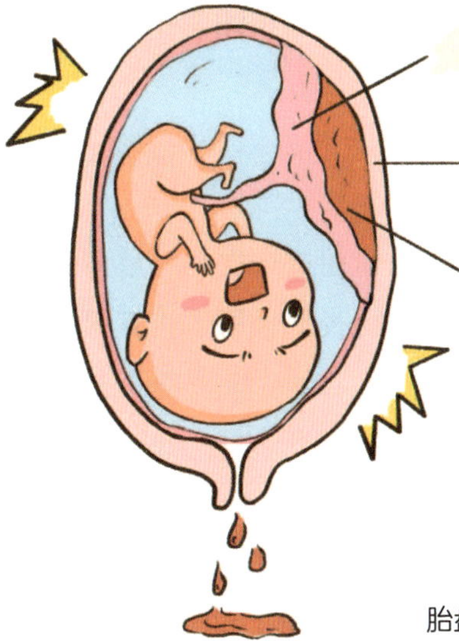

胎盘早剥

✓ 常见表现：显性剥离的主要症状为阴道流血，出血量一般较多，颜色暗红，会伴随有轻度腹痛或腹痛不明显。

隐性剥离的情形较严重，多发生在重度妊娠高血压孕妇身上。症状为突然发生的持续性腹痛或腰酸，阴道可能仅有少量流血或完全没有流血，其程度因剥离面积大小及胎盘后积血多少而异，积血越多，疼痛越剧烈。

一旦发生胎盘早期剥离，母胎便处于极度危险的状况，必须及时终止妊娠。严重者须立即施行剖宫产手术，以挽救孕妇和胎儿的生命。

各位孕妈妈遇到孕期出血时先不要恐慌，立即到医院急诊就医排除风险。怀孕就像游戏闯关，心态要好，行动要稳，才能顺利迎接宝宝到来。

| 急诊 |

怀孕是一个既幸福又忐忑的过程，伴随着对新生命的期待，偶尔也会有一些紧急情况随之而来。准妈妈在哪些情况下需要去急诊呢？

• 早孕期（孕 12 周）

★ 腹痛剧烈或出血量大

剧烈腹痛或阴道出血量超过一次月经量请尽快去医院急诊就诊。腹痛要排除外科疾病如阑尾炎、输尿管结石等疾病，出血要排除流产可能。

★ 呕吐严重

呕吐严重无法进食，无缓解者可前往急诊就诊。

★ 特殊情况

✓ 异位妊娠：其实就是宫外孕，即受精卵在子宫腔以外的地方着床。

出现下面这些症状时，一定要去医院看急诊：孕妈有明确的停经史；一侧腹部有隐痛、撕裂样疼痛或酸胀感，伴有恶心呕吐；阴道不规则流血，或者有昏厥、大量出血、休克等情况。

✓ **先兆流产：**指妊娠 28 周前先出现少量阴道流血（少于月经量），常为暗红色或血性白带，早期尚无妊娠物排出，随后出现阵发性下腹痛或腰背痛。

早期流产的症状：阴道流血、阵发性下腹部疼痛。

晚期流产的症状：临床过程与早产相似，胎儿娩出后胎盘娩出，出血不多。

其实不管出现哪种流产，都需要去医院，由医生判断是否有再继续妊娠的可能，或者是否流干净了。如果没有流干净，则可能需要进行清宫处理。

• 中孕期（12 ~ 28 周）

中孕期实际上是整个孕期相对来说最舒服、最安全的阶段，但如果出现明显腹痛或阴道出血量较大时请尽快前往急诊就诊。孕中期无须监测胎动，胎动异常亦无须前往急诊就诊。除此之外，孕妈尤其要注意出行安全问题。

• 晚孕期（28 周至分娩前）

✓ **胎动明显减少或增多：**每天饭后（早、中、晚）躺床上数 1 个小时胎动，5 分钟之内连续动算作一次胎动，一般 1 小时动 3 ~ 5 次都算正常。足月（大于等于 37 周）后，随着羊水量减少和胎头入盆，胎动不会像以前那么频繁。但是如果胎动数比平常减少一半，以及胎动突然过频或很少者，应立即到医院就诊。

✓ **腹痛明显：**腹痛明显或腹部下坠紧缩感明显（28 ~ 36 周）。

✓ **阴道出血较多：**孕晚期少量阴道出血是见红的表现，一般 24 小时内会发动分娩。如果胎动正常且无其他异常，可暂时在家观察，必要时进行胎儿胎心监护。有血性分泌物和少许出血时不必担心。若阴道流血量较多，超过月经量，需即刻到医院。

✓ 阴道流水（破水）：阴道内不受控制地有尿样液体流出，有时仅感觉外阴较平时湿润。发现破水后要立马去医院，尽量躺下，以防脐带脱垂的发生。

✓ 规律宫缩：36 周后如有不规律宫缩，胎动无异常，可暂时不用前往急诊就诊。

初产妇：有规律宫缩（10 分钟内 2 ～ 3 次者），持续 2 ～ 3 小时，伴有明显腹痛或有解大便感，需前往急诊就诊。

经产妇：有较规律宫缩（10 分钟内 1 ～ 2 次者）或伴有明显腹痛，或伴有解大便感，需前往急诊就诊。

判定有规律宫缩：手放在腹壁上，宫缩时腹部变硬，间歇期腹部松弛变软，宫缩持续 30 秒及以上，间歇 5 ～ 6 分钟。记住三个“越来越”，即间隔时间越来越短，持续时间越来越长，宫缩程度越来越强。

✓ 头晕头痛，视物模糊：持续或剧烈的头痛、头晕、视物模糊（一定要密切关注血压变化，正常血压值：高压 90 ～ 140 毫米汞柱，低压：60 ～ 90 毫米汞柱（1 毫米汞柱＝ 0.133 千帕）。

✓ 满 41 周：预产期超过 1 周（41 周）即使无任何感觉也需住院，最好选择在白天前往门诊办理住院。

| 妊高征 |

妊高征，专业术语叫妊娠期高血压疾病，是一种妊娠与高血压并存的疾病。包括妊娠期高血压、子痫前期－子痫、妊娠合并高血压和高血压并发子痫前期。

● 妊高征有哪些危害?

✓ 对孕妇的影响：会造成多脏器的损害，如脑出血、抽搐、蛋白尿、肾衰、肝包膜下血肿、心衰、肺水肿、血小板减少、溶血、胎盘早剥甚至死亡。

✓ 对胎儿的影响：可以对胎儿造成生长受限、死胎、新生儿窒息等危害。

● 哪些人容易得妊高征?

在庞大的孕妇群体中，妊高征发生率为 5% ~ 12%。

✓ 母亲、姐妹生孩子时出现过严重的妊高征（子痫前期家族史）。

✓ 前次怀孕也是高血压。

✓ 怀孕前就患有高血压、肾病。

✓ 肥胖（BMI ＞ 30 千克 / 米 ^{2}）等。

除此之外，还有一些容易被忽视的妊高征高危因素，我们也需要了解和预防。

✓ 孕妇患有 I 型或 II 型糖尿病、肾脏疾病、系统性红斑狼疮、抗磷脂抗体综合征等自身免疫性疾病。

✓ 孕妇是初次怀孕、年龄超过 35 岁，或与前次妊娠间隔超过 10 年、多胎妊娠等。

✓ 上次妊娠发生过不良结局，比如宝宝未能存活、突发胎盘早剥等。

✓ 孕妇本人出生时是低体重儿或小于胎龄儿！

● 妊高征预警

其实，妊高征患者在发病初期常常是有预警信号的，当孕妇在孕期发现自己出现以下表现时，要及时监测血压，警惕妊高征的发生。

✓ 面部肿胀，尤其是眼睛周围的肿胀。过度水肿，尤其是手部肿胀、足部肿胀。

✓ 体重快速增长，1 周内体重增加超过 2 千克。

✓ 持续头痛，甚至服用止痛药后症状也不能缓解，严重患者会出现抽搐、昏迷等症状。

✓ 视力变化，可以看到斑点或闪光，甚至视力丧失。

✓ 孕中晚期突然出现恶心、呕吐。

✓ 右上腹疼痛。

✓ 呼吸困难伴气喘。

✓ 胎儿生长受限、低蛋白血症、血小板减少等。

• 如何诊断妊高征？

妊高征的诊断其实并不难，妊娠 20 周以后孕妇产检首次发现血压升高即可诊断。

测血压的注意事项：

✓ 测血压前，至少休息 5 分钟。

✓ 取坐位或卧位测量。

✓ 通常测量右上肢血压，袖带应与心脏处于同一水平，必要时测双臂血压。

✓ 同一手臂至少测量 2 次血压（间隔 4 小时），收缩压≥ 140 毫米汞柱和（或）舒张压≥ 90 毫米汞柱才能诊断。

• 如何治疗妊高征？

若孕妇已经被诊断为妊高征，千万别慌张，医生会根据病情的发展进一步区分疾病的严重程度。

大多数妊高征患者都属于轻症，做好健康管理、生活规律、加强锻炼、增加产检次数、及时药物治疗、配合医生检查都可以延缓病情进展，实现母婴平安。只有少数的重症患者才需要住院治疗并及时终止妊娠，防止母子发生危险。

- **怎样预防妊高征？**

✓ 适当锻炼，合理安排休息。

✓ 低脂肪、高蛋白、高维生素饮食。

✓ 按时进行产前检查，加强体重管理。

✓ 补充钙剂至少 1000 毫克 / 天。

✓ 妊娠 12 ~ 16 周遵医嘱在每晚睡前服用小剂量阿司匹林 100 ~ 150 毫克，维持至妊娠 36 周。

妊高征的严重程度取决于高血压的程度及其出现的时间早晚。一般来说，高血压出现的时间越早，孕妈面临的风险就越大。所以对有高危因素的孕妈，一定要及早发现，及时治疗。

高血糖

近些年来，随着我国居民物质生活水平的提高，孕妈们的营养越来越好，但妊娠期高血糖的发病率也随之逐年攀升。随着三孩政策落地，高龄产妇数量上升，妊娠期高血糖已成了最常见的威胁母婴健康的妊娠期并发症之一。

- **什么是妊娠期高血糖？**

妊娠期高血糖包括孕前糖尿病合并妊娠、糖尿病前期和妊娠期糖尿病。

简单来说：

孕前糖尿病合并妊娠是指怀孕前就已经有糖尿病，现在怀孕了。

糖尿病前期是指空腹血糖受损和糖耐量受损。

妊娠期糖尿病是指孕前没有糖尿病，身体糖代谢正常，怀孕期才表现出糖尿病。

● 孕妈为什么容易血糖高？

孕妇在孕期容易出现血糖高主要有两种情况：

✓ 一些孕妇孕前血糖出现了问题，但是没有“三多一少”的临床症状，妊娠期体检时虽然空腹血糖正常，但机体对葡萄糖耐量已有所下降，身体实际上已处于糖尿病前期状态。

✓ 怀孕后，孕妇身体内的糖代谢与脂代谢发生了改变。随着妊娠期间孕妇体内激素水平的变化，加之胎盘产生了很多激素，使孕妇身体对胰岛素不敏感，随之血糖就不能正常进入细胞内被机体利用，致使孕妇的血糖水平持续增高，继而引发孕妇患上妊娠期糖尿病。

● 妊娠期糖尿病有什么危害？

近年来，我国妊娠期糖尿病的发生率有明显增高的趋势，这对母亲和胎儿的安全健康都会产生威胁。

✓ 孕期、生产过程中的风险：妊娠期糖尿病可引起产妇出现羊水过多、胎膜早破、早产、妇科炎症、难产、巨大儿等高危并发症，部分产妇甚至会出现胎死宫内的情况。

✓ 宝宝降生后的风险：宝宝出生后，有可能发生低血糖、新生儿肺发育不良等情况；对母亲来说，多数人的糖代谢在产后能恢复正常，但是，未来患上Ⅱ型糖尿病的概率会增加。

● 高血糖孕妈妈饮食需要注意什么？

饮食上，妊娠期糖尿病孕妈妈要有所限制。

在主食选择上不要过分精细，要适当吃一些粗粮，如小米、黑米、玉米面、荞麦面等。少吃或者不吃含糖量高的食物，多吃蔬菜和适量水果。蔬菜中含有丰富的矿物质、必需的营养物质和维生素，多吃蔬菜对胎儿和孕妇都是有益的。

但是要限制水果的摄入量。有糖尿病的孕妇要注意了，在对蔬菜和水果的选择上要有所区别，不要吃含糖量和淀粉含量高的蔬菜和水果，如葡萄、香蕉、西瓜、蜜瓜、荔枝、砂糖橘、土豆、红薯、山药等，可以多吃西红柿、黄瓜、青菜、苹果、梨、樱桃等。

在饮食调理方面，建议患者少量多餐，正常为每天 3 次正餐，中间可各加 1 餐，不可吃得过多，七至八成饱就可以。每天吃 1 个鸡蛋，最好是煮熟的鸡蛋。脱脂牛奶保证每天 0.5 千克，增加纯瘦肉和豆制品的摄入。

· 小剧场 ·

怎样才能长胎不长肉？

便秘

怀孕期间，孕妈们会遇到各种各样的问题，其中便秘就是一件让孕妈妈很头痛的事情，用力太大怕流产，不用力肚子难受，吃药怕副作用大，不吃药几天不大便一次很心慌，经常会尝试喝蜂蜜水、吃香蕉、用开塞露……各种奇奇怪怪的办法，到最后，便秘没好，还吃了苦。

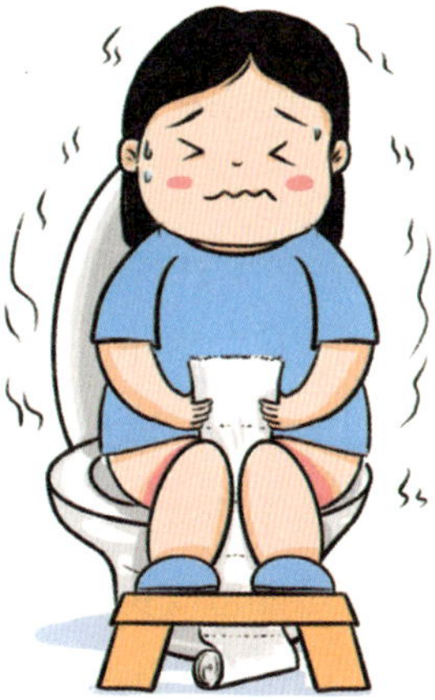

便秘

● 所有的孕妇都会便秘吗？

事实上，几乎每个孕妈在孕期的不同阶段都会遇到不同程度的便秘问题。2018 年 Ferdinande 等研究显示，妊娠期及产后便秘的发生率高达 60.7%，仅次于恶心症状。

• 什么情况才算便秘？

便秘是指排便次数减少（每周少于 3 次）、粪量减少、粪便干结、排便费力，便秘患者常常使用泻药缓解症状，甚至采用灌肠治疗。

• 为什么孕期会便秘？

造成孕期便秘的原因因人而异，有生理因素、饮食结构变化、缺乏运动、药物因素等。

✓ 生理因素：怀孕时体内孕激素、生长抑素等分泌增多，而孕激素会让子宫平滑肌松弛，导致肠蠕动减慢；加上子宫的增大会导致肠道运动障碍，肠胃蠕动受到限制，血液循环会受到阻力，排便自然不会顺畅。

✓ 饮食结构变化：怀孕期间，很多孕妇担心营养不足，会摄入大量高蛋白、高脂肪食物，而对高纤维食物中的蔬菜与水果摄入较少，粪便量减少，缺乏对肠壁刺激的推动作用，造成便秘。

✓ 缺乏运动：有保胎需求的孕妇，长期卧床，活动量减少，肠蠕动减慢，因此容易便秘。

✓ 药物因素：硫酸镁和很多种类的铁剂都会引起便秘。

• 便秘对孕妈和宝宝有什么影响？

“便秘”事小，对孕妇和胎儿的危害一点也不小！会影响情绪，诱发严重的疾病，增加流产、早产的风险。

✓ 影响情绪：粪便在肠道内停留时间较长，有害物质会被肠壁吸收入血，可能造成头晕、乏力、口臭等表现。长此以往，孕妇对便秘的担忧逐渐加重，产生紧张、焦虑等情绪。

✓ 诱发严重的疾病：便秘时容易引起肛门疼痛，甚至有可能诱发痔疮、肛裂等肛门直肠疾病。

✓ 增加流产、早产的风险：便秘的孕妇，轻者食欲降低，肠功能失调；严重者，在肠管内积聚的大量代谢产物被吸收而导致自身中毒或者被胎儿吸收。在便秘的情况下，孕妇排便时可能会比较用力，而这种情况会导致子宫收缩，严重者可能会引发流产、早产，危及母婴健康。另外，便秘孕妇生产时，由于粪便长期在肠管中堆积，会妨碍胎儿下降，增加了不必要的分娩风险。

● 如何缓解孕期便秘？

✓ **一旦有便意，应立即排便：**让人们产生排便冲动的排便反射往往持续数分钟后便会消失，而且可能数小时内不再出现便意。试图重新启动排便反射并不像自然诱发那样有效，大便可能长时间接触黏膜，导致大便变硬，更难排出。因此，鼓励患者一旦有便意要及时排便。

✓ **养成好习惯，尽量在固定时间排便：**建议饭后 30 分钟左右如厕，因为该时间段胃 – 结肠反射、十二指肠 – 结肠反射的刺激最强，更容易产生有效蠕动。

✓ **调整位置，有效促进排便：**建议排便时在马桶前放置脚凳，身体前倾，或是人为地把卧床患者的膝盖弯向腹部，模拟蹲的姿势，可有效促进排便。

✓ **避免不自然的排便姿势：**不自然的坐姿、坐在床上或便盆上的不舒适姿势会抑制排便冲动，应尽量避免卧床时用便盆进行排便。

✓ **高纤维食物多摄入：**鼓励孕妈多摄入谷类、水果、蔬菜、豆类和坚果。增加纤维摄入的同时，应增加液体的摄入量，保证每日至少摄入液体 2000 毫升。逐渐增加饮食中的纤维含量直至推荐的量。

● 孕妈可以使用药物通便吗？

对于孕产妇来说，首选的通便“神器”就是乳果糖，它也是目前我国应用于治疗孕产期便秘最常用的通便药，是世界胃肠病学组织（WGO）认可的益生元。

当然，临床中还有一些其他的药物，下表列出了一些常用通便药物的用法、用量、注意事项以及主要不良反应。

常用通便药物对比

类别	药物	特点	用法用量	注意事项	主要不良反应
首选药	乳果糖口服溶液	安全性好，效果较好	起始：每日30毫升；维持：每日10~30毫升 疗程2~4周	建议在早餐时服用	腹胀 通常继续治疗即可消失
次选药	欧车前	起效慢，适用于轻度便秘者	每次 3.5 克或 6 克 每日 1~3 次	服药时需多饮水	胃排空延迟、纳差、过敏
	小麦纤维素颗粒	起效慢，适用于轻度便秘者	一次3.5克 每日2~3次	本品可加入食物或饮料中服用，如用 200 毫升左右的液体一起服用效果更佳	腹胀
二线用药	多库酯钠	作用温和、起效慢	短期使用	哺乳期妇女服用本药时停止哺乳	胃痉挛、恶心、腹泻

孕妈们一定要谨记从改变生活习惯开始，多食膳食纤维，适当运动，养成良好的排便习惯，做到这些就已经成功一大半了。若仍被便秘困扰着，建议去医院就诊，遵从医嘱，服用相关药物。切不可擅自使用开塞露、蓖麻油等药物！

痔疮

怀孕长痔疮，就像是菊花上多了一层铠甲，也突然有了软肋。

俗话说“十孕九痔”，孕期得痔疮的真不在少数。而痔疮一旦疼起来，和生孩子也不遑多让！肛门处挂着个小小的肉球，疼痛中还透着丝丝尴尬！它是如此娇贵，一旦有撞、剐、碰、蹭，就可能汁液横流……

• 什么是痔疮？

痔又名痔疮，是人体直肠末端黏膜下和肛管皮肤下静脉丛发生扩张和屈曲所形成的静脉团，是一种很常见的肛肠疾病。

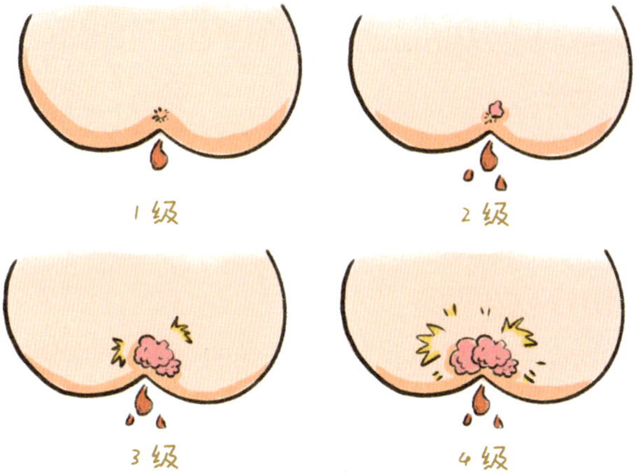

痔疮

• 得了痔疮有哪些表现？

当我们在大便时，扩张的静脉丛可能会从肛门脱出，在肛门里面或者周围摸到一块软软的团团，且有时候会伴有疼痛感。

表现在：

- ✓ 如厕结束冲马桶的时候，便中有鲜血出现。
- ✓ 肛门周围的疼痛和灼热感让人在如厕时很不舒服。
- ✓ 便后有黏性分泌物流出。
- ✓ 便后仍有便意，总觉得大便没有拉干净。
- ✓ 肛周瘙痒。

• 哪些人会得痔疮？

任何年龄都可发病，且随着年龄增长，发病率逐渐增高。特别是怀孕以后，由于孕妇盆腔内动脉血流量增多，子宫增大，腹压升高，使痔静脉受到压迫，回流不畅，易导致孕妇患痔疮或者让原本有的痔疮加重。孕期痔疮的发生率，通常会超过 70%，尤其在分娩后明显加重。

• 孕期痔疮有哪些危害?

痔疮会引起贫血、肛周湿疹，甚至会诱发癌变！当然，对我们来说最大的问题还是痛！尤其是孕期，孕妇挺着个大肚子，如厕本来就很不方便，得了痔疮，雪上加霜……

痔疮如果得不到控制的话，还会因为便血贫血影响胎儿生长发育，最后甚至干扰分娩。

所以，痔疮虽然是一个很普遍的疾病，但是一点也不普通！需要科学防治！

• 如何预防痔疮发生?

✓ 良好的饮食习惯：多吃些富含粗纤维的食物，饮食清淡，多喝水！

✓ 良好的排便习惯：定时排便，可在清晨，也可安排在某一餐后进行。排便习惯一旦形成后，就不要轻易改变，到了排便时间，即使无便意也要坚持如厕！

✓ 良好的运动习惯：适当进行一些体力活动和肛门保健。孕妇应防止久坐不动，提倡适当的户外活动，不仅增强体质还可促进肠胃蠕动，防止便秘。每日早晚各做两次缩肛运动，不仅有利于增强盆底肌肉的力量和肛门周围的血液循环，更有利于排便和预防痔疮。

✓ 保持肛门部位干净：每天清洁肛周，大便以后用厕纸擦拭，然后再用湿纸巾擦拭。条件允许的话，用智能马桶冲淋更好。

• 孕产期如何治疗痔疮?

✓ 孕前：女性在备孕时最好提前到医院肛肠门诊检查，以明确是否需要先处理痔疮方面的问题，避免怀孕时痔疮带来更多的麻烦。

✓ 孕期：可在医生指导下，采用中西医结合的治疗方法，便可极大地缓解症状，延缓发展。但要注意的是，孕妈千万不要自己随便用药，因为不是什么药物都适合孕妇使用的，比如含有麝香的痔疮膏，会致畸甚至流产。

✓ 产后：有的女性孕期得的痔疮产后可能会有缓解，有的则需要进行一定的药物治疗，或行手术治疗。

甲状腺功能减退

随着甲状腺功能在孕期检查中的普及，越来越多的准妈妈知道了“甲减”这一疾病。听闻“甲减”可能对宝宝产生影响，准爸妈们甚至谈“甲”色变。

● 什么是甲状腺？

甲状腺是一个蝴蝶形的内分泌器官，位于颈部的前下方。甲状腺的工作是制造甲状腺激素，这些激素会分泌到血液中，然后被运送到身体的每个组织，保证机体的能量供给、维持体温和器官的正常工作。

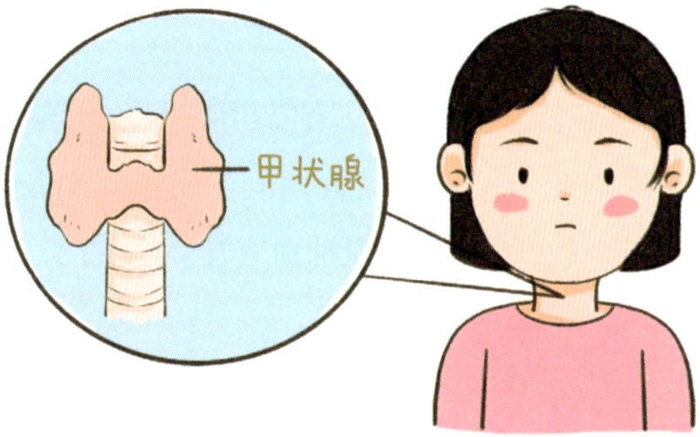

甲状腺

● 什么是妊娠期临床甲减？

甲减，全称为甲状腺功能减退症，是由于甲状腺激素合成和分泌减少，或者生理功能不足导致身体出现的问题。妊娠期临床甲减分为甲减和亚临床甲减。

甲减：TSH（促甲状腺激素）高于妊娠期参考值上限，FT4（血清游离甲状腺素）低于妊娠期参考值下限，结合症状可诊断。

亚临床甲减：TSH 高于妊娠期参考值上限，FT4 正常。

怀孕一旦遇上甲状腺疾病，诊断就变得非常复杂和困难了。

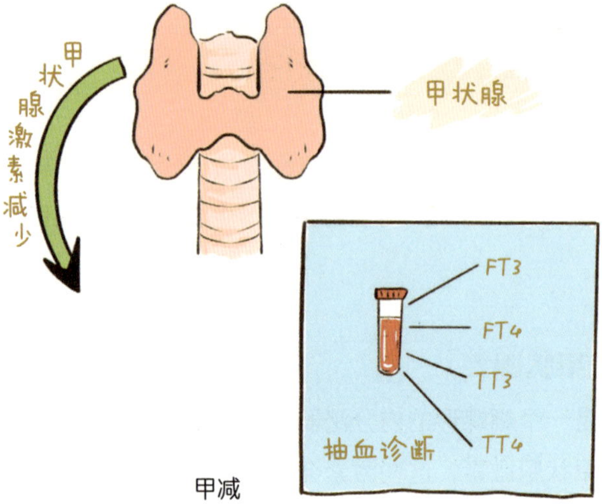

甲减

• 妊娠期临床甲减常见吗?

英国一项多中心研究结果显示，孕妇甲状腺功能异常率为 15.3%，妊娠期亚临床甲减（亚甲减）是妊娠期间的主要甲状腺疾病之一，由于缺乏特异性临床症状，诊断主要靠抽血查 TSH、FT4 。

• 妊娠期临床甲减有什么危害?

整个妊娠期，准妈妈的甲状腺激素会通过胎盘，满足胎儿神经系统和身体生长发育所需。

妊娠期临床甲减会损害宝宝的神经智力发育，增加早产、流产、低出生体重儿、死胎和妊娠期高血压等风险的发生率。

• 妊娠期临床甲减有哪些症状?

你可能以为甲减一定会像书上说的：主要症状有疲乏、困倦、记忆力减退、怕冷、表情淡漠、月经异常等。事实是：甲减起病和进展缓慢，早期或者轻症者没有特异性表现。尤其亚临床甲减更是没有任何症状，所以很难诊断，一般会在常规体检时发现。

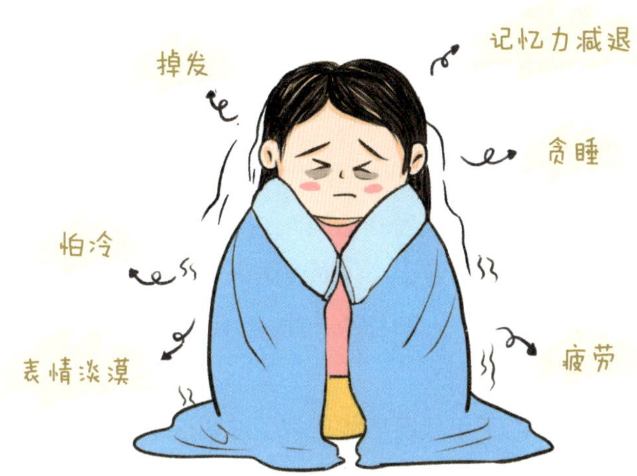

甲减症状

• 什么时候筛查甲状腺功能?

服用左甲状腺素的甲减女性，如果正在备孕，孕前应该将 TSH 值控制在 2.5mIU/L 以下。一旦停经，应尽快到医院确认是否妊娠，根据医生建议进行调整。

备孕时，所有女性都应该行甲功检查，尤其是有以下高危因素者：

✓ 有甲状腺病史或家族遗传甲状腺疾病。

✓ 存在甲减症状或体征者。

✓ Ⅰ型糖尿病患者。

✓ 患有其他自身免疫性疾病者。

✓ 不孕或反复自然流产史女性。

一旦怀孕，应及时找医生做 B 超排除宫外孕，尽量于妊娠 12 周前检查甲状腺功能。

• 如何诊断甲减?

孕妈妈的误区：孕妈妈们拿到甲状腺功能化验单，自己对照每一项后面的正常范围，以为自己正常。事实上后面的正常范围适用于一般人群，孕妇有特异的范围，需要门诊医生综合评估，做出诊断。

● 治疗甲减有哪些常见问题?

★ 左甲状腺素钠片对胎儿有影响吗?

孕妇可以使用，但是需要定期复查甲状腺功能，以免用药不足以致甲减得不到控制，或者药物过量而造成甲亢。

★ 可以自行根据症状轻重调整药量吗?

不可以自行调整药物用量，必须谨遵医嘱。常用药物左甲状腺素钠片有两种规格：50 微克 / 片、100 微克 / 片。一定要看清规格，用对剂量。

★ 指标正常后需要停药吗?

千万不能停药！当下甲状腺功能正常了说明这个剂量刚好合适，需要继续维持这个剂量。但是还需要定期监测（一般 2 ~ 4 周复查），有可能后期要加量或者减量，医生会根据实际情况做出判断。

● 产后甲减患者怎么用药?

✓ 第一种情况：孕前患甲减并服药者，分娩后，左甲状腺素钠片应减至孕前的剂量；产后 42 天需再次检查甲状腺功能。

✓ 第二种情况：怀孕后，常规检查发现的甲减，说明在孕前可能已经患病，产后就需要门诊医生评估是否继续用药或者减量。

患有甲减的孕妇在服用左甲状腺素钠片后，不影响哺乳，婴儿从母体中获得的甲状腺激素不到自身需要的 1%。

小叮嘱

备孕记得查甲功，孕后再次查甲功。最后再次强调：尽早发现、尽快控制！

胎儿生长受限

小故事

最近孕妈小文特别苦恼，她在小区闲逛时发现，比自己孕周小的孕妈，肚子竟然比自己的大！小文忍不住乱想："是不是宝宝出了什么问题？在肚子里会不会营养不良？莫非……"

敲黑板啦！孕妈的肚子比实际孕周偏小，有可能是胎儿生长受限。

• 什么是胎儿生长受限？

胎儿生长受限（FGR），指受母体、胎儿、胎盘等病理因素影响，胎儿生长未达到其应有的遗传潜能。

孕妈们，快来对照下表自查胎儿生长状况是否达标！

不同孕周胎儿生长发育对照表

孕周	双顶径 BPD/ 厘米	头围 HC/ 厘米	腹围 AC/ 厘米	股骨长 FL/ 厘米
12	2.0	7.1	5.6	0.8
13	2.3	8.4	6.9	1.1
14	2.6	9.8	8.1	1.5
15	3.0	11.1	9.3	1.8
16	3.3	12.4	10.5	2.1
17	3.7	13.7	11.7	2.4
18	4.0	15	12.9	2.7
19	4.3	16.6	14.1	3
20	4.6	17.5	15.2	3.3

续表

孕周	双顶径 BPD/ 厘米	头围 HC/ 厘米	腹围 AC/ 厘米	股骨长 FL/ 厘米
21	5.0	18.7	16.4	3.6
22	5.3	19.9	17.5	3.9
23	5.6	21.0	18.6	4.2
24	5.8	22.1	19.7	4.4
25	6.1	23.2	20.8	4.7
26	6.4	24.2	21.9	4.9
27	6.7	25.2	22.9	5.2
28	7.0	26.2	24	5.4
29	7.2	27.1	25	5.6
30	7.5	28	26	5.8
31	7.7	28.9	27	6.1
32	7.9	29.7	28	6.3
33	8.2	30.4	29	6.5
34	8.4	31.2	30	6.6
35	8.6	31.8	30.9	6.8
36	8.8	32.5	31.8	7
37	9.0	33.1	32.7	7.2
38	9.1	33.6	33.6	7.3
39	9.3	34.1	34.5	7.5

• 胎儿生长受限会有什么影响？

★ 近期影响

由于胎儿长期处于宫内不良环境和慢性缺氧状态，易导致：

✓ 胎儿窘迫、新生儿窒息。

✓ 神经系统疾病：如颅内出血、脑室周围白质损伤、缺血缺氧性脑病等。

✓ 新生儿代谢性异常：如新生儿低血糖。

✓ 循环系统疾病：如红细胞增多症、弥散性血管内凝血。

✓ 消化系统疾病：如消化道出血、坏死性小肠结肠炎。

✓ 呼吸系统疾病：如呼吸窘迫综合征等。

✓ 早产儿视网膜病变、先天性心脏病。

★ **远期影响**

青春期和成年期发生身材矮小、肥胖、胰岛素抵抗、Ⅱ型糖尿病、心血管疾病、语言障碍、注意力不集中、记忆力差、运动能力差等的概率加大。

● 怎样预防胎儿生长受限?

✓ 科学备孕：有基础疾病就要去专科门诊咨询备孕，孕前需脱离有毒及放射线环境、做 TORCH 检查（TORCH 检查为优生项目检查，它是一组病原微生物的英文名称缩写）。

✓ 健康饮食：戒烟、戒酒，也要减少咖啡摄入，健康饮食、补充适量复合维生素及微量元素。

✓ 适量运动：增加适量的户外活动，最重要的是保持心情舒畅！

✓ 关注体重：孕前低体重的女性，孕期可适当多增加体重、规律产前检查等。

小叮嘱

目前，防治胎儿生长受限的措施和效果有限。良好的饮食和身体状况对预防胎儿生长受限的发生具有有益作用。再次提醒各位孕妈妈：如果怀疑胎儿生长受限，一定要去医院确诊，必要的时候需要做羊水穿刺，排除染色体、基因病，不可大意，更不可随意服药！

| 前置胎盘 |

• 什么是前置胎盘?

胎盘是一个饼状器官，它通过脐带和胎儿相连，并向胎儿输送营养。正常情况下，胎盘应该附着在子宫体部的后壁、前壁或侧壁。

怀孕 28 周以后，胎盘位置低于胎儿最低部，在子宫腔的最低部，胎盘部分或完全盖住宫颈内口，称为前置胎盘（怀孕 28 周前通常称为胎盘前置状态）。

• 前置胎盘容易“爱”上哪些孕妇?

✓ 上次怀孕就出现了前置胎盘。

✓ 多次人工流产、上次怀孕是剖宫产、以往做过子宫肌瘤术、子宫内膜有炎症。

✓ 高龄妈妈、多次生孩子的孕妇。

✓ 本次怀孕是双胞胎或多胞胎。

✓ 本次怀孕是促排卵药物妊娠、辅助生殖妊娠等。

• 同样是胎盘前置，为什么有人自己生、有人剖宫产?

前置胎盘有如下类型：

✓ 完全性前置胎盘：子宫就像一个吹大的气球，有个饼状的胎盘完全盖住了气球内口。

✓ 部分性前置胎盘：气球内的饼状胎盘盖住了部分气球内口。

✓ 边缘性前置胎盘：饼状的胎盘贴在气球内的侧壁，达到气球内口，没有盖住气球口。

虽然都是前置胎盘，但前置胎盘类型不一样。完全性前置胎盘和部分性前置胎盘是不能自然分娩的。程度较轻的边缘性前置胎盘，有自然分娩的可能，但需做好紧急手术和输血的准备。

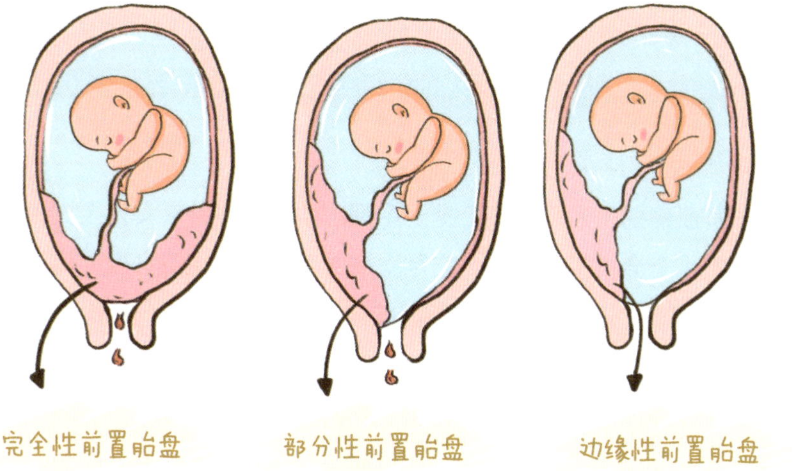

胎盘前置类型

• 前置胎盘为什么会反复阴道出血？

前置胎盘之所以会出血，主要是因为胎盘位置太低，靠近宫颈管的内口，到孕晚期时，随着胎儿逐渐长大，子宫像气球一样逐渐增大，饼状的胎盘在原来的位置，在增大的过程中导致胎盘和子宫下段附着部位壁之间发生错位，故引起整个孕期反复出血。

• 前置胎盘少量出血，能在家观察吗？

阴道少量褐色分泌物，且无腹部发紧、发硬感，自己数胎动次数正常，可在家卧床休息，避免因过劳引起出血加重。

• 前置胎盘出现什么情况必须立即去医院？

✓ 阴道有少量暗褐色出血，伴有肚子发紧、发硬的感觉或伴有姨妈痛的感觉，应立即到医院检查。

✓ 阴道有鲜红色出血，应立即到医院检查。

✓ 阴道有大量鲜红色出血，尽量选择平卧位，呼叫 120，立即到医院检查。

子宫肌瘤

● 妊娠期合并子宫肌瘤怎么办?

子宫肌瘤的发病率很高，据卫生部门估计，育龄期女性至少每 4 个人中就有 1 个会得子宫肌瘤。它是女性生殖器最常见的良性肿瘤，多是无症状或很少有症状的。随着“三孩政策”的落地，检查技术的提高，妊娠合并子宫肌瘤的女性越来越多。

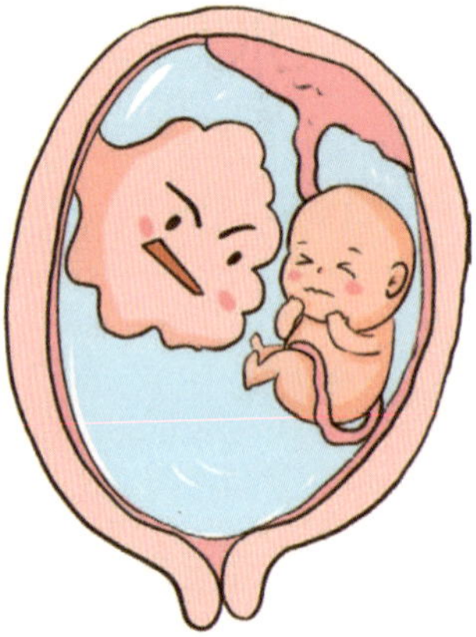

子宫肌瘤

妊娠合并子宫肌瘤的发生率为0.1% ~ 3.9%，发病率不算低，但是这些孕妇孕期大多平稳无症状。

子宫肌瘤在孕 13^{+6} 周前增长迅速，孕中期增长缓慢，孕 28 ~ 36^{+6} 周是峰值，在孕后期有减少，产后 1 年明显缩小。

● 妊娠对子宫肌瘤有什么影响?

主要表现在 2 个方面：

✓ 妊娠期间，雌激素、孕激素水平明显增高，引起子宫平滑肌增生肥大，血运增加，从而导致子宫肌瘤体积增大。

✓ 妊娠期间，肌瘤会出现红色变性，导致孕妇出现急性腹痛、发热等症状。所以，要备孕的年轻女性做孕前检查是很有必要的。若是孕前发现存在较大子宫肌瘤（直径＞ 5 厘米），必要时可在妇科治疗后再妊娠。

● 如何选择分娩方式?

妊娠合并子宫肌瘤的分娩方式，应根据肌瘤大小、部位及母儿情况由专业医生评定。

子宫肌瘤小，不影响产程进展，可选择阴道分娩。

如子宫肌瘤位于子宫下段、子宫颈等位置，影响胎头入盆，阻碍胎儿下降及娩出，应在足月后择期行剖宫产术。

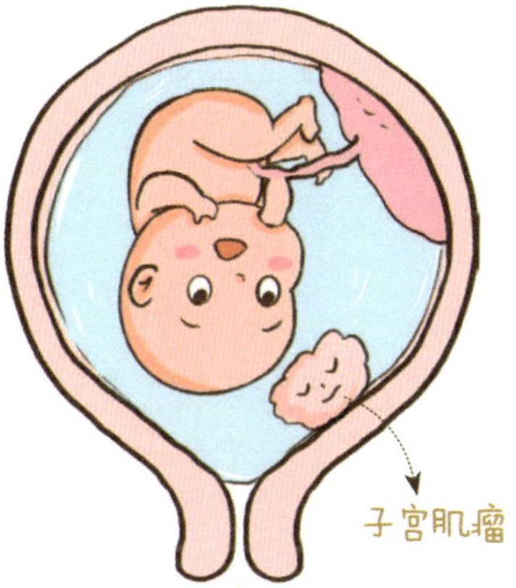

子宫肌瘤影响分娩方式的选择

● 剖宫产术中是否应该进行子宫肌瘤剔除术?

关于这个问题，目前尚存争议。

✓ 一部分学者认为：妊娠晚期子宫血流丰富，若剖宫产同时行剔除肌瘤术将增加产后出血及产褥感染的风险；胎儿娩出后子宫收缩变形，肌瘤位置改变，增加手术难度；且妊娠状态解除后，随着激素水平的下降，肌瘤可能缩小，则无须手术治疗。因此不主张剖宫产同时行子宫肌瘤剔除术。

✓ 较多学者认为：足月妊娠时子宫肌瘤边界清晰容易分离，而且子宫对缩宫素敏感，术中出血量增加不多。剖宫产同时行子宫肌瘤剔除术切实可行。

临床中，应根据肌瘤的大小、部位，孕妇的情况，术者的技术熟练程度、医院的输血急救条件等而定。对于瘤体较小、带蒂的浆膜下肌瘤，术中可一并剔除。但直径 >8 厘米，多发性肌瘤、不易暴露的肌瘤（如子宫下段肌瘤、子宫颈肌瘤、黏膜下肌瘤），以及靠近子宫动静脉、输卵管间质部的大肌瘤应谨慎对待。对危重孕妇，不主张在剖宫产同时行子宫肌瘤剔除术。

宫颈机能不全

怀孕如同西天取经，需经历九九八十一难。本以为熬过凶险重重的早孕期，可以安心等待取得真经顺利分娩，不料在看似风平浪静的中孕期，隐藏着一个大隐患——宫颈机能不全，它号称“中、晚孕期的隐形凶手”。

• 什么是宫颈机能不全?

胎儿在子宫里生长发育，子宫就像一个倒置的大袋子，宫颈就是束紧的袋口，支撑胎儿不会掉出来。如果遇到准妈妈宫颈发育不良或宫颈损伤的情况，就有可能导致宫颈管闭合不全，那么，这个袋口就松了。

随着胎儿长大，在还没有到长成之前，就有可能把袋口撑开，这就是宫颈松弛症，也称宫颈机能不全。

宫颈机能不全是妊娠中、晚期反复自然流产和早产的主要原因之一，给育龄女性及家庭带来极大的压力与痛苦。

被诊断为宫颈机能不全的孕妈，往往会在医生建议下行宫颈环扎手术。宫颈环扎手术就相当于把这个“袋口”扎紧。

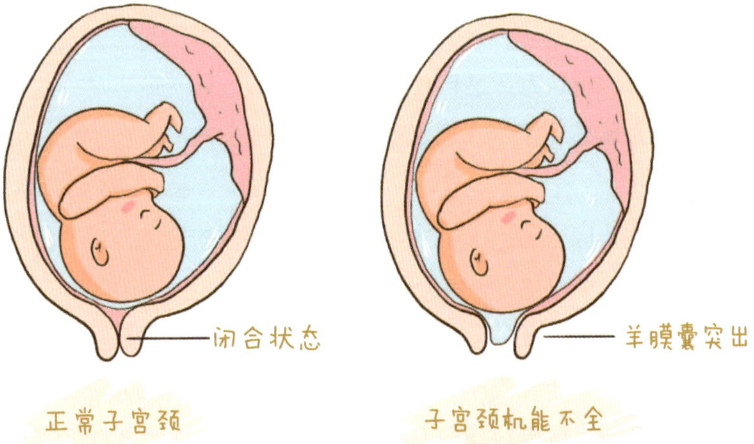

宫颈机能不全

● 宫颈机能不全的临床表现有哪些？

宫颈机能不全的诊断具有滞后性，在早期没有不适感，但到了妊娠中期，会在没有腹痛、宫缩以及阴道出血的情况下产生无痛性宫颈扩张、宫口扩张，当发现时，往往已经发生羊膜囊突出，继而发生流产。

● 哪些人群更容易发生宫颈机能不全？

宫颈异常是结构性宫颈无力的危险因素。

✓ 宫颈创伤最常见：宫颈锥切术、粗暴人工流产、自然分娩或者助产致宫颈裂伤、反复机械性宫颈扩张术等。

✓ 先天性宫颈异常：埃勒斯－当洛斯综合征、子宫畸形、宫内己烯雌酚暴露、生物学变异等。

● 哪些人可能需要做宫颈环扎手术？

✓ 既往有过 1 次或以上孕中期流产或早产史。

✓ 孕 11 周至 28 周宫颈管长度≤ 25 毫米。

✓ 孕前已证实宫颈机能不全。

● 哪些人不适合做宫颈环扎手术？

阴道出血、子宫收缩、胎膜早破、胎儿畸形、胎盘早剥、羊膜炎、严重阴道炎症等。

● 什么时候适合做宫颈环扎手术？

✓ 非孕期手术（经腹环扎）：月经干净 3 ～ 7 天。

✓ 妊娠期手术：孕 12 ～ 17 周或比以往流产时间提前 2 ～ 4 周。

✓ 紧急手术：宫口开 2 厘米以内。

● 宫颈环扎手术效果怎么样？

✓ 阴道择期环扎：诊断明确，无禁忌证，术前准备完善的情况下，在住院后立即进行，手术操作简单，技巧性较高，创伤小，不影响阴道正常分娩。

✓ 经腹环扎：效果也很好，手术分为开腹手术和腔镜手术。做了这类手术的孕妇在足月后要行剖宫产分娩。经腹环扎适宜于宫颈太短、妊娠后无法阴道手术操作的患者。

对于已经明确可以进行手术的人群，选择妊娠最佳时间实施手术，术后经综合管理，足月出生的比例可以达到 95% 以上。紧急环扎术成功率为 50% ~ 60%。

| 胆汁淤积 |

孕期常有各种不适，为了不影响胎儿，大多数妈妈都会选择做“忍者”。然而一位孕妈却为此付出了三胞胎全部流产的惨痛代价。

小故事

孕妇刘女士，怀的是三胞胎，孕 31 周时皮肤出现痒疹，忍了 1 个月才到医院，检查发现其中一个已死亡。在从当地转院到武汉途中，又有一个胎儿死亡。不幸的是，到武汉 2 天后，第三个胎儿也没保住，令人痛心。

刘女士的皮肤瘙痒是由妊娠期胆汁淤积综合征引起的，这种疾病常伴有肝功能异常、黄疸等，而瘙痒往往是孕妇自己唯一能先察觉的症状。

• 什么是胆汁淤积症?

妊娠期肝内胆汁淤积症（intrahepatic cholestasis of pregnancy，ICP），主要发生在妊娠中晚期，80% 的病例出现在孕 30 周之后。主要的表现是皮肤瘙痒，实验室检查发现有胆汁酸升高。发病率为 0.1% ~ 15.6%，也就是说发病率最高的人群中，每 6 个孕妈妈就有 1 个会得 ICP。

● 哪些孕妈更容易患妊娠期肝内胆汁淤积症?

✓ 患有慢性肝胆基础疾病（如慢性病毒性肝炎、胆囊炎、胆囊结石）。

✓ 之前口服复方避孕药。

✓ 母亲或者姐妹得过 ICP。

✓ 双胎妊娠或多胎妊娠。

✓ 妊娠有 ICP 病史，再次妊娠的复发率高达 40% ～ 70%。

● 妊娠期肝内胆汁淤积症有哪些典型症状?

✓ **瘙痒**：70% 的患者在孕 30 周后出现皮肤瘙痒的症状，最早出现在手掌、脚掌、脐周，逐渐加重蔓延至四肢、躯干、颜面部。瘙痒常常呈持续性，白天症状轻，夜间加重，多在分娩后 24 ～ 48 小时缓解，少数在分娩后 1 周或 1 周以上才能缓解。

✓ **黄疸**：10% ～ 15% 的患者在发生皮肤瘙痒后 2 ～ 4 周出现黄疸。有黄疸者羊水污染，宝宝窒息及围产儿死亡率均显著增加。

✓ **消化道症状**：少数孕妈妈会出现恶心、呕吐、食欲差、腹痛、腹泻、脂肪泻等。

● 妊娠期肝内胆汁淤积症有哪些危害?

妊娠期肝内胆汁淤积症引起的皮肤瘙痒让人坐立不安、夜不能寐、茶饭不思，总之，就是“痒不欲生”。尽管这种痒让人忍无可忍，但是对孕妈妈来说，ICP 是良性疾病，绝大多数孕妈妈预后都是良好的，生产后自然缓解。

不过对于胎儿可没那么仁慈。ICP 会引起宝宝缺氧、早产、羊水污染，此外，尚有不能预测的胎儿突然死亡、新生儿颅内出血等危险。

● 如何预防妊娠期肝内胆汁淤积症?

✓ **数胎动**：孕妈们一定要数好胎动！胎动是评估宝宝在子宫里状态的最简单办法。胎动少、胎动消失是宝宝在子宫里发生缺氧的危险信号。

✓ 及时就医：及时到医院就医，加强胎心监护，从妊娠 32 周开始每周行 NST 试验（无刺激性胎心监护），及早发现隐性宝宝缺氧。

| 打呼噜 |

很多孕妈在怀孕后开始变了：体重增加、身材变形、毛孔粗大、生活乱糟糟！窈窕淑女的完美形象一去不复返……

有些孕妈还可能出现打呼噜的情况。

• 为什么会打呼噜?

打呼噜是因为睡着了以后上气道松弛塌陷，舌根后坠，导致上气道狭窄，当气流通过狭窄的咽部时，咽腔软组织颤动而发出的声音。有的呼噜连续，有的断断续续，有的像打雷，有的像电钻……但不管什么样的呼噜总会有点吵。

• 孕妇打呼噜有哪些常见原因呢?

✓ 激素原因：孕妇体内激素水平发生变化，会导致鼻黏膜水肿、鼻塞、鼻式呼吸困难。

✓ 孕期子宫增大，膈肌抬高，导致胸腔压力增高，限制肺的呼吸功能，使肺部通气功能减弱。

✓ 孕妈妈体重增加，局部脂肪堆积，当气流通过咽喉部时振动悬雍垂就会出现打呼噜症状。

• 打呼噜说明睡得好?

并非如此！研究发现，如果孕妈妈患有高血压的话，妊娠期间很容易打呼噜。另外，打呼噜的时候，有的人还会出现呼吸停止的现象，会有窒息风险。

如果长时间存在呼吸障碍，有可能导致流向胎盘的血液减少，引起胎宝宝宫内缺氧，严重的话甚至会导致胎死宫内。

所以，打呼噜影响孕妈的同时，也可能影响宝宝，如果打呼噜严重的话还是需要到医院就诊。

心脏病

随着生活方式和饮食结构的变化，心血管系统疾病尤其是心脏病对准妈妈及胎儿构成的威胁日益凸显，在一些发达地区或国家，已经成为妊娠的“头号杀手”。

有专家常说“妊娠过程是对身体的一次次体检，没有疾病的可能出现疾病，原有疾病的可能会加重”。

妊娠期间循环血量增加、产程中子宫等肌肉收缩使外周回心血量继续增加，产后组织间隙液体回流入血管使回心血量再次增加，这些皆可能使心脏病孕产妇“雪上加霜”，诱导心衰，危及生命。

那么，患有心脏病的女性能否怀孕？怀孕了怎么办？何时终止妊娠？这些问题的答案皆取决于医生提供的专业的评估结果。

● 如何科学地进行评估呢？

在医疗过程中，一般是从以下两个方面进行评估。

★ 心脏病分类

✓ 结构性心脏病：包括先天性心脏病、风湿性心脏病、心肌病、心包炎和心脏肿瘤等。

✓ 功能性心脏病：包括各种心律失常。

✓ 妊娠特有心脏病：包括妊娠期高血压疾病性心脏病和围生期心肌病。

★ 心功能分级

心脏病患者心功能分 4 级。

✓ Ⅰ级：患有心脏病但活动量不受限制，平时一般活动不会引起疲乏、心悸、呼吸困难或心绞痛。

✓ Ⅱ级：心脏病患者的体力活动受到轻度限制，休息时无自觉症状，但平时一般活动时可出现疲乏、心悸、呼吸困难或心绞痛。

✓ Ⅲ级：心脏病患者体力活动明显受限制，小于平时一般活动即引起上述症状。

✓ Ⅳ级：心脏病患者不能从事任何体力活动。休息状态下也会出现心衰的症状，体力活动后加重。

临床上需要综合以上两方面进行全面评估，继而决定处理方式。

· 重要提示

孕前或者计划怀孕要做心脏 B 超，排除孕妇先天性心脏病。孕期如果出现以下症状和表现，就应该去医院进行专业检查、诊断和评估，做到妊娠合并心脏病的早发现、早诊断和规范处理。

症状和表现包括：心悸、气短、胸闷，活动受限，不能平卧；严重者出现劳力性呼吸困难、端坐呼吸、晕厥等；口唇发绀、杵状指，心率加快，心律失常，血压升高，下肢水肿等。

臀位

臀位指的是胎儿以臀部最先进入母体骨盆。通俗一点讲，宝宝是坐在或者蹲在妈妈的子宫里，头朝上。足月妊娠的臀位发生率为 3% ~ 4%。一旦出现臀位，当然会比头位在分娩时更难。

• 遇到臀位怎么办？

✓ 30 周前不需要处理：妊娠 30 周之前的臀位一般不需要处理，宝宝常常会自行转为正常头位。

✓ 膝胸卧位纠正胎位：孕 30 周之后可以试着趴一趴来矫正胎位。膝胸卧位可使胎臀退出盆腔，有助于借助胎儿的重心改变，使胎头向下、胎臀向上，达到矫正胎位的目的。

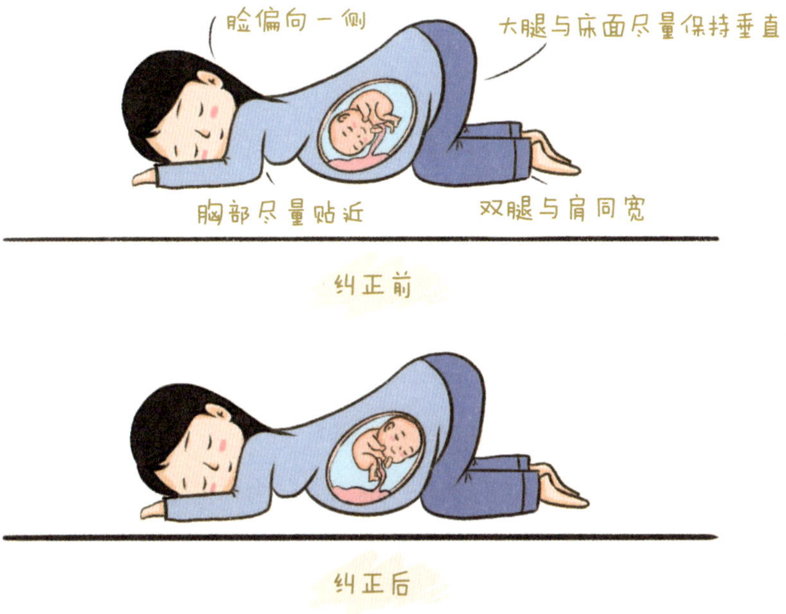

臀位可以采用膝胸卧位纠正

✓ 艾灸：艾灸至阴穴等方法也可协助转胎位。

✓ 臀位外倒转：孕 36 ~ 37 周，可以通过臀位外倒转的方法协助纠正。

• 臀位能顺产吗？

单纯臀位，孕周大于 36 周，胎儿体重不超过 3500 克，骨盆正常，没有其他剖宫产指征的才有条件顺产，但母儿风险相对较大。

孕 36 ~ 37 周，让专业的医生团队评估是否具备臀位外倒转术的条件，排除手术禁忌证，制订方案，即可收住入院，计划安排手术。

• 什么是外倒转术?

这是一种经母亲腹壁用手法转动胎儿，将胎儿从非头先露转为头先露的操作。给胎位异常的未临产孕妇增加了头位分娩的机会。

• 外倒转术有哪些益处和风险?

外倒转术的最终目的是将臀位转成头位，然后顺利经阴道分娩。比如一些二孩臀位妈妈阴道分娩的意愿更强一些，初产妇因有二孩、三孩生育计划，对于第一胎剖宫产有所顾虑的孕妈妈对外倒转术的诉求更高。

外倒转术的风险包括胎盘早剥、脐带脱垂、胎膜破裂、死胎和出血，但所有不良事件的发生率均小于 1%。全球风险荟萃分析，外倒转术的成功率为 16% ~ 100%，总体成功率为 58%。

影响外倒转术的因素有羊水量、是否经产妇、孕妇体重、胎盘位置、先露是否入盆、脐带因素、胎儿体重等。

• 转成头位后有可能再转回去吗?

成功倒转的胎儿中，有 2% ~ 3% 又会转为臀先露。

• 外倒转过程疼吗，会打麻醉吗?

转位的痛感一般是可以耐受的，医生不允许用蛮力，有巧劲儿。椎管内麻醉不作为常规，但能协助减轻患者痛感，帮助患者松弛腹壁。

• 转位失败怎么办?

（1）转位前会做好紧急剖宫产准备，遇到紧急情况便进行急诊剖宫产。

（2）可选择孕 39 周左右择期剖宫产。

（3）再次外倒转术。

· 总结

✓ 孕 30 周发现臀位：膝胸卧位或艾灸，自我监测。

✓ 孕 35 ~ 36 周仍是臀位：有强烈转位意愿，需找专家评估，排除禁忌证，谈话签字，制订方案。

✓ 孕 37 ~ 38 周无手术禁忌者：可安排住院外倒转术。

胎膜早破

胎膜早破，是发生在临产前的胎膜自然破裂。可分为足月胎膜早破和未足月胎膜早破。未足月胎膜早破是早产的主要原因之一，胎膜早破孕周越小，围产儿预后越差。

● 胎膜早破的原因是什么？

虽然胎膜早破发生的原因可能与生殖道感染、羊膜腔压力过高、胎膜受力不均、创伤和营养不良等因素相关，但是临床上出现胎膜早破并不一定都能找到明确的原因，而且很多孕妇胎膜早破出现在夜间或休息时。

● 胎膜早破的表现是什么？

典型的胎膜早破是准妈妈发现液体自阴道流出，坐位或站立阴道流液量会增多。流液可能持续，也可能时有时无。无合并症时流液呈无色或淡粉色，胎儿缺氧时流液可能呈绿色、黄绿色和棕黄色，合并胎盘早剥等可能呈血性。

● 胎膜早破好诊断吗？

胎膜早破一般不难诊断，但有时流出量少，会增加诊断难度。临床上可以通过阴道检查、pH 试纸和生化检查等辅助诊断。当然，阴道流液并不能肯定是胎膜早破，需要与阴道炎、假破水或尿失禁等进行鉴别。

• 胎膜早破有什么危害？

胎膜早破增加了母体感染、胎盘早剥和剖宫产的可能，也增加了胎儿感染、脐带脱垂和早产的风险，以及早产带来的新生儿呼吸窘迫综合征、发育不良等风险。

• 出现胎膜早破怎么办？

出现胎膜早破，首先不要惊慌。初步判断是不是阴道流液，而且是持续流液，排除尿失禁。如果胎膜早破可能性大，尽快呼叫 120 或由家属自驾送达医院，途中尽量采取卧位，可以左侧卧位，尽可能减少直立行走或避免坐着，这可以减少脐带脱垂的风险，尤其是在胎位不正时。待产期间是否可以坐着或站立，待医护评估后作出决定。

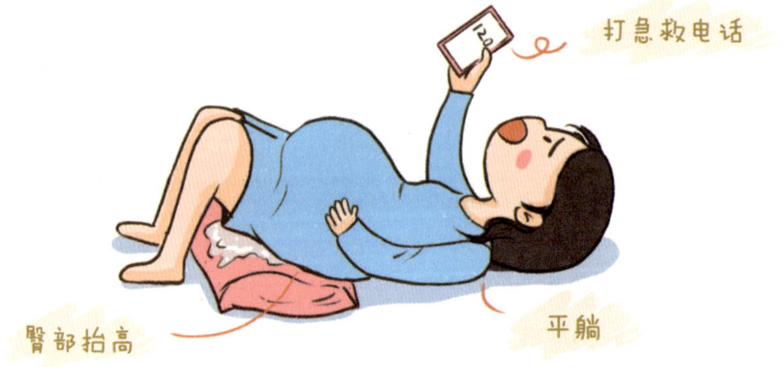

胎膜早破怎么办

• 胎膜早破，是不是需要剖宫产？

胎膜早破后，并不是必须马上就要分娩，也不是必须剖宫产，大部分胎膜早破是阴道分娩的。是继续保胎，还是催引产或剖宫产？这取决于孕周、胎位、胎儿及母体情况等综合评估结果。因此，到医院后，相信在医务人员的评估和处理下，积极配合将会取得良好的母儿结局。

- **如何预防胎膜早破?**

✓ 规范产检。及时发现并治疗生殖道感染、宫颈机能不全等异常情况。

✓ 注意营养均衡，以利于胎膜的胶原纤维、弹力纤维合成，增加胎膜抗张能力。

✓ 控制体重。若孕期诊断糖尿病或发现妊娠期糖尿病应监测并控制血糖，避免胎儿过大、羊水过多引起的宫腔张力太大。

✓ 保持会阴清洁，减少感染的发生。

✓ 减少性生活刺激。

✓ 保持大便通畅，避免用力排便、负重等引起的腹腔压力增加。

艾滋病、梅毒、乙肝

- **什么是母婴传播**

母婴传播是指艾滋病病毒、梅毒螺旋体、乙肝病毒可以通过母亲感染给宝宝。

- **主要传播途径有哪些?**

✓ 孕期胎儿在宫内可以通过胎盘感染。

✓ 分娩时胎儿经过产道，接触母亲的血液、羊水、分泌物等可能被感染。

✓ 产后通过哺乳等行为感染。

艾滋病、梅毒、乙肝感染的孕妈们可能通过上述一种或者多种途径感染宝宝。

• 为什么所有孕妈在孕早期要检测艾滋病、梅毒和乙肝？

艾滋病病毒、梅毒螺旋体、乙肝病毒感染人体后，在血液中产生抗体需要一定的时间，这段时间叫做窗口期或者潜伏期，艾滋病为 3 ～ 6 个月，梅毒为 2 ～ 3 周，乙肝为 2 周～ 3 个月。所以，即使孕前进行过查体，孕早期也要做相关检测。

• 如何治疗和干预？

✓ 艾滋病：研究表明，在没有任何干预的情况下，宝宝经母婴传播感染艾滋病的概率约 30%，经过有效干预，传播率可以降低至 3% 以下甚至更低。有效干预主要是抗病毒药物治疗，而且一定要尽早、规律服用药物。

✓ 梅毒：梅毒感染的孕妈们如果能及早、规范、全程地治疗，加上宝宝出生后的预防性治疗，就可以大大减少宫内和产时梅毒母婴传播的风险，治疗药物首选苄星青霉素。

✓ 乙肝：确诊感染乙肝的孕妈们根据肝功能、病毒定量的检测情况在合适的孕周接受抗病毒药物（替诺福韦）治疗，并且宝宝出生后 12 小时内接种首剂乙肝疫苗和注射乙肝免疫球蛋白，研究显示 12 月龄后宝宝的乙肝阳性率可以降低至 1% 以下。

| 肾绞痛 |

在产科急诊经常看到这样的场景：挺着大肚子的孕妇，被丈夫搀扶着或坐在轮椅上推着，手叉腰，疼得满头大汗。产科医生排除宫缩以后，就轮到泌尿外科医生上场了。泌外医生轻叩孕妇腰背部，孕妇疼得更加撕心裂肺。医生再检查一下泌尿系统超声：肾盂积水，输尿管扩张，有的还可能合并有泌尿系结石。确诊妊娠期肾绞痛，紧急收治入院。经过治疗，患者很快就能“健步如飞”了。

妊娠期肾绞痛在临床上并不少见。一起来了解一下。

● 为什么会出现妊娠期肾绞痛?

先了解一下妊娠期肾绞痛的形成机制：

妊娠期母体内孕激素水平明显升高，使得输尿管扩张迂曲、平滑肌松弛导致蠕动减少，尿流缓慢，进而出现肾盂、输尿管的扩张积水。

增大的子宫对输尿管形成压迫，加之子宫右旋，充血的子宫动静脉对右侧输尿管的压迫更加明显，因此生理性积水常发生于右肾及右侧输尿管，尤其在妊娠中晚期更加显著。

由于妊娠期血容量的增加，孕妇及胎儿代谢产物增加，而妊娠期胎盘分泌 1，25- 二羟基胆骨化醇和甲状旁腺激素生成减少，造成妊娠期一过性的高钙尿，加之尿路的梗阻，导致尿液中晶体在引流较差部位沉积，从而形成结石。

● 妊娠期肾绞痛的主要表现有哪些?

妊娠期肾绞痛主要表现为腰腹部的剧痛或持续性的钝痛（以右侧多见），有时合并有泌尿系感染或结石，还会出现发热、血尿等伴随症状。

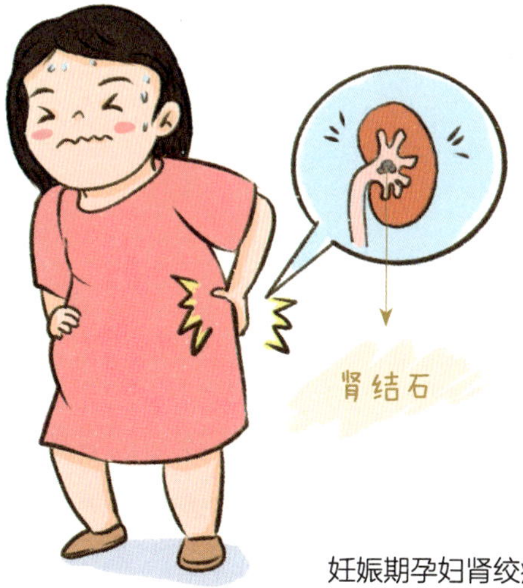

妊娠期孕妇肾绞痛

● 如何诊断妊娠期肾绞痛?

首选泌尿系统超声来诊断，安全且敏感性高。如超声不能明确，MRU（泌尿系磁共振）可作为补充检查。

● 如何治疗妊娠期肾绞痛?

妊娠期肾绞痛诊断明确后，以综合保守治疗为主，包括：水化、解痉、止痛等。

如合并有泌尿系统感染，需同时抗感染治疗。药物需严格选择对孕妇及胎儿无影响或影响较小的。

在保守治疗期间，孕妇应适当饮水与运动，采用对侧卧位，减轻患侧输尿管的压力。

如保守治疗不能缓解，就需要积极的外科干预，经膀胱镜双J管置入术是目前临床较常用的方法，可在局麻下进行。目的是引流肾内的积液，解除梗阻，肾绞痛立即缓解，待产后1个月左右拔除双J管即可。

小叮嘱

妊娠期肾绞痛目前没有明确的诊疗指南，若处理不及时或治疗不当，可能影响孕妇或胎儿的健康。由于考虑到孕妇和胎儿的安全，部分临床药物的使用受到限制，因此，怀孕期间发生肾绞痛应该及时就医处理，采取合适的治疗方法。

| 羊水过多或过少 |

羊水是充满在羊膜腔内的液体，主要成分是水，具有保护胎儿的作用。温暖的羊水如同海洋一样，孕育着生命的奇迹。羊水异常，胎儿的生存环境将受到威胁。

• 什么是羊水过少？

具体的羊水量随孕周的不同而变化，通常在 300 ～ 1000 毫升之间。极少部分胎宝宝并不是那么幸运，孕中晚期出现羊水过少，严重影响胎宝宝的生长发育，甚至威胁生命。妊娠晚期羊水量少于 300 毫升者，称为羊水过少。

• 羊水过少的常见原因有哪些？

羊水过少主要与羊水产生减少或羊水外漏增加有关。部分羊水过少原因不明。常见原因有：胎儿泌尿系统发育异常、胎盘功能减退、羊膜病变、母体因素等。

• 羊水过少的危害有哪些？

早期羊水过少，胎膜与胎体粘连造成胎儿结构异常，甚至肢体短缺。

孕中晚期子宫外压力直接作用于胎儿，引起胎儿肌肉、骨骼畸形。

羊水过少往往伴有胎儿生长受限，甚至胎死宫内。

• 羊水过少怎么办？

根据胎儿有无畸形和孕周大小选择治疗方案。

✓ 羊水过少合并胎儿畸形：确诊胎儿畸形应尽早终止妊娠。

✓ 羊水过少合并正常胎儿：寻找与去除病因。增加补液量，改善胎盘功能，抗感染。孕妈妈应学会自行数胎动，按医生要求规范产检，以严密监测胎儿宫内情况。

常用的治疗方案有两种。①终止妊娠：对妊娠已足月、胎儿可宫外存活者，应及时终止妊娠。②增加羊水量期待治疗：对妊娠未足月，胎肺不成熟者，可采用羊膜腔灌注术，即用穿刺针经腹向羊膜腔内注入适量的温热的生理盐水，从而改善羊水过少的状况。

• 什么是羊水过多？

通常情况下，妊娠期间羊水量超过 2000 毫升，称为羊水过多。羊水量在数日内急剧增多，称为急性羊水过多；在数周内缓慢增多，称为慢性羊水过多。

• 羊水过多的常见原因有哪些？

在羊水过多的孕妇中，最常见的是上消化道闭锁、神经管发育异常、妊娠期糖尿病、宫内感染的因素，还有约 1/3 原因不明，称为特发性羊水过多。因此，妊娠期需要按时孕检，排查引起羊水过多的原因，严密监测胎儿生长发育情况。

• 羊水过多的危害有哪些？

羊水过多的严重并发症包括胎膜早破、早产、胎盘早剥、宫缩乏力导致的产后出血等。

• 羊水过多怎么办？

如果没有其他母亲和胎儿指征的话，羊水过多在多数情况下是不需要干预的。具体的处理措施取决于胎儿有无合并的结构异常及遗传性、孕周大小及孕妇自觉症状的严重程度。

小叮嘱

羊水过多或过少都需要引起关注，总的来说，按时产检，遇到问题及时处理，是保证孕妈和宝宝健康平安的关键。

荨麻疹

约 20% 的孕妈妈都会在孕期遇到一个难以忍受的问题——皮肤瘙痒，轻则皮肤不适，重则寝食难安，甚至没办法入睡。除了胆汁淤积会引起皮肤瘙痒，还有一个常见的情况就是孕期荨麻疹。

● 什么是孕期荨麻疹？

孕期荨麻疹（又称风团）是由于肥大细胞活化，释放组胺引起的。其实与平常荨麻疹并没有太大区别，但由于孕期用药限制，让很多准妈妈持续饱受困扰！

● 孕期荨麻疹有哪些典型特征？

✓ 大小各异的中心肿胀区域，常伴周围红斑（可呈圆形、环形或匐行性。）

✓ 瘙痒感。

✓ 单个皮损 30 分钟至 1 天时间基本恢复正常且无瘀斑。

● 妊娠期能够相对安全使用的抗过敏药有哪些？

✓ 目前可用的第一代抗组胺药

氯苯那敏：使用数十年，安全性良好且价格低廉，所以推荐首选。

✓ 第二代抗组胺药

氯雷他定、西替利嗪：大量妊娠患者中应用过，结果令人安心，孕 3 月后可在医生指导下使用。

大多数需要使用抗组胺药的孕中晚期孕妇最适合采用第二代抗组胺药治疗，因为与第一代抗组胺药物相比，第二代抗组胺药的镇静作用更小，胆碱能副作用也更少。

· 温馨提示

抗过敏药物须在医生或药师指导下权衡利弊使用！

· 小剧场 ·

孕妇感冒可以吃药吗？

急性胰腺炎

烧烤、奶茶、串串、火锅，让很多人欲罢不能，孕妈妈当然也不例外。孕 33 周的孕妇小梅中午吃了一餐油腻的外卖，没想到很快就因为腹痛被送进了医院，经过一系列检查被确诊为妊娠期急性胰腺炎。

• 什么是急性胰腺炎？

胰腺“隐居”于腹腔深处，在肚脐以上 5 ～ 10 厘米的地方，是人体仅次于肝脏的消化器官。它主要的工作是参与人体的消化和代谢。

正常情况下，胰腺分泌胰液经胰管排入十二指肠帮助消化食物。同时胰腺的胰岛细胞分泌胰岛素调节人体的血糖。若胰管堵塞，具有消化功能的胰液无法排入十二指肠，导致胰腺“自身消化”，从而引起急性胰腺炎，出现腹痛、恶心、呕吐等症状及全身炎症反应。

妊娠合并胰腺炎虽不常见，但是一旦发病，病情凶险，常常危及母儿生命。

● 准妈妈为何会患上急性胰腺炎？

准妈妈患上急性胰腺炎的原因主要有两个：

✓ 患有高脂血症：为了使宝宝在子宫里住得安心，准妈妈体内的雌孕激素水平会大幅升高，孕妈体内脂质代谢异常导致血脂升高，孕期血脂水平是未孕状态下的 2 ～ 3 倍，加之孕妈喜欢进食一些高脂肪、高蛋白食物，也增加了高脂血症的患病率。高脂血症造成胰腺微循环障碍。

✓ 患有胆道疾病：准妈妈受多种激素影响，胆汁浓缩，易于胆石形成，一旦结石嵌顿在胆管里，就易造成胆源性胰腺炎。

● 急性胰腺炎的典型腹痛特点有哪些？

胰腺炎发病初期最典型的症状就是腹痛。但对孕妇而言，就必须分清楚是宫缩痛，还是胰腺炎。宫缩痛，多为阵发性疼痛，常伴有阴道流血、流液等情况。胰腺炎引起的疼痛有以下特点：

✓ 持续剧烈的疼痛，以左上腹部为主，也可呈上腹或全腹痛，腹痛向左腰背部放射，弯腰抱膝位可稍缓解，常于饱餐或饮酒后突然发作。

✓ 可伴有恶心、呕吐，呕吐后疼痛不能缓解。

✓ 进食、饮水后腹痛加重。

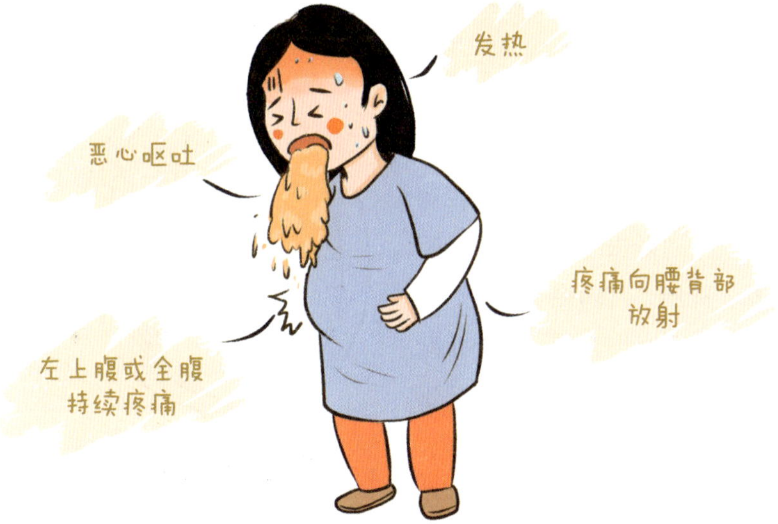
发热
恶心呕吐
疼痛向腰背部
放射
左上腹或全腹
持续疼痛

胰腺炎腹痛孕妇

小叮嘱

孕妈妈一定要规律饮食、荤素搭配，避免暴饮暴食，避免吃太油腻、含脂类高的食物。出现不适应及时就诊，不可大意忽视。要记住：腹痛不一定是宫缩。

| 甲亢 |

怀孕了，原本好吃好喝地等着幸福来敲门，却偏偏慢慢消瘦、心慌多汗。注意！这有可能是甲亢的表现。

• 甲亢对孕妇的危害有哪些?

甲亢对孕妇的影响有妊娠剧吐、早产、妊娠高血压、糖尿病、充血性心力衰竭、甲亢危象、流产、胎盘早剥和感染等。妊娠也可以加重甲亢病情，导致甲亢性心脏病、充血性心力衰竭、甲亢危象。

• 甲亢对胎儿、新生儿有什么危害?

“未经治疗或没有良好控制的甲亢”对妊娠结果的不良影响包括：死胎、宫内生长迟缓、早产儿、足月小样儿等。另外，妊娠甲亢还可导致胎儿和新生儿出现多种类型的甲状腺功能异常，包括胎儿和新生儿甲亢或甲状腺功能减退等的发生。

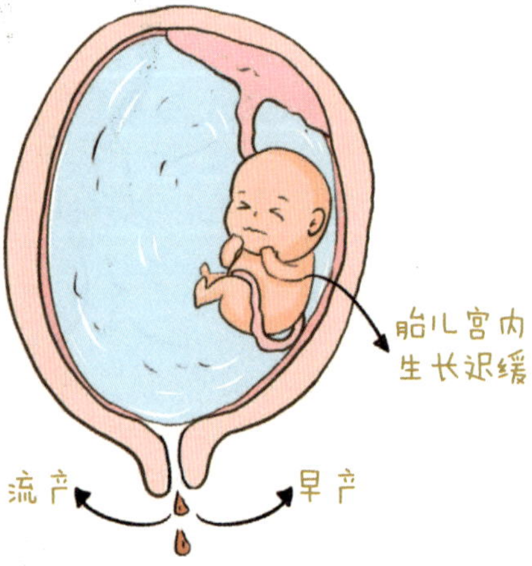

甲亢对胎儿的危害

• 什么是妊娠一过性甲亢（妊娠甲亢综合征）？

女性在怀孕以后，甲状腺会发生一系列生理性变化，导致甲状腺激素水平升高。这时候孕妈妈就会担心，我是不是甲亢了？对胎儿会不会有不良影响？

有一种妊娠期甲亢，叫做妊娠一过性甲亢，指在妊娠期出现了甲状腺功能亢进症的症状。一般是人绒毛膜促性腺激素刺激免疫系统，导致甲状腺激素分泌过多引起的，还可能与精神压力大、怀孕等因素有关。之所以叫一过性甲亢，是因为随着妊娠过程的进展，逐渐可以恢复正常。

妊娠一过性甲亢通常以对症治疗为主。妊娠剧吐需要控制呕吐，纠正脱水，维持水电解质平衡。不主张给予抗甲状腺药物治疗。

• 哪些情况提示孕妇有甲亢？

一般我们看到一对外突、大而无神的眼睛，往往一眼就认为此人患有甲亢。但大多数妊娠期的患者并不那么典型，需要抽血检查才能诊断。如果心悸、多食而体重不增加、腹泻、怕热多汗、皮肤潮红、不由自主地手颤，可初步判断甲亢。

• 孕妇常规孕检发现甲亢可以继续怀孕吗？

根据疾病的严重程度来决定。

✓ **轻度，无甲亢症状者：**可以观察，不需要药物治疗，可在医生指导下继续妊娠。

✓ **轻度，有甲亢症状者：**需要小剂量药物治疗，多数孕妇一般 20 周后就可以在医生指导下停药了。

✓ **重度，需要大剂量药物治疗者：**需要了解药物（如丙硫氧嘧啶）对肝脏的损害，肝衰竭的风险；大剂量的甲亢药物可以通过胎盘屏障引起胎儿甲减等风险。需要产科与内分泌科医生等多学科会诊，讨论继续妊娠的风险。

促甲状腺素受体抗体（TRAb）高值，可以通过胎盘屏障刺激胎儿甲状腺，引起胎儿、新生儿甲亢或者甲减。

● 孕妇患了甲亢一定需要治疗吗？

妊娠期亚临床甲亢与妊娠和胎儿的不良结局无明显相关，因此无须治疗。

妊娠期临床甲亢需要给予抗甲状腺药物（ATD）治疗时，在制订治疗决策时应考虑母亲与胎儿两方面的安全，权衡利弊、谨慎处理。对母体而言，既要顾及纠正甲亢对临床症状和妊娠结局的不良影响，也要注意药物对肝脏损害的副作用。对胎儿而言，则需尽量避免药物致畸的风险，还要考虑透过胎盘的甲状腺激素和 TRAb 对胎儿的影响。

划重点：亚临床甲亢无须治疗，临床甲亢根据孕周、症状、FT4 值决定是否治疗。

● 妊娠期甲亢患者的围生期注意事项有哪些？

✓ 生活方式：多休息，避免感染、精神刺激、情绪波动，避免甲亢危象发生。

✓ 控制不良的甲亢：避免使用含碘的药物及多种维生素。

✓ 早产征象：卧床休息，遵医嘱用药。

✓ 缓解症状：在医生指导下使用受体阻滞剂治疗心动过速。

✓ 注意并发症：如妊娠期高血压、妊娠期糖尿病。

| 急性阑尾炎 |

对一些孕妇而言，生儿育女之路可谓“不经历风雨，怎么见彩虹”。妊娠期急性阑尾炎便是常见的“风雨”之一。这一外科急腹症，可发生于妊娠期的各个阶段。

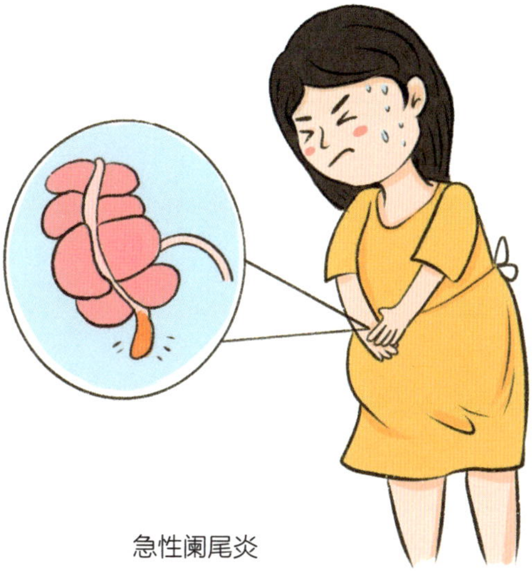

急性阑尾炎

● 急性阑尾炎的典型表现

粪石等嵌顿堵塞阑尾腔是急性阑尾炎最常见的原因。急性阑尾炎典型的腹痛发作开始于上腹，逐渐移向脐周，数小时后转移并局限在右下腹。可伴有恶心、呕吐，腹部压痛，发热和白细胞升高。

超声检查是首选的影像学检查方式，表现为阑尾肿胀、阑尾管腔扩张或阻塞、阑尾结石、阑尾周围高回声等。诊断不确定时，可选择腹部核磁共振和 CT 检查。

● 妊娠并不诱发阑尾炎，但会影响早期诊断和及时处理

怀孕早期子宫仍位于盆腔，腹腔脏器无明显移位，临床症状与非孕期相似。然而，怀孕中晚期子宫逐渐增大超出盆腔，阑尾的位置开始向上、向外移位，致使阑尾炎的临床症状不典型，诊断比非妊娠期困难。有时需根据病情、化验室检查、多次超声综合确诊。

● 如何预防妊娠阑尾炎？

有慢性阑尾炎病史的孕妇，孕期复发概率明显增加，建议孕前尽早通过手术切除阑尾。

孕期饮食规律、合理营养、避免暴饮暴食，做到少食多餐，保持大便通畅。

适当的体育锻炼不仅可以提高胃肠道功能，提高机体抗病力，也可以有效预防急性阑尾炎的发生。

| 不宁腿综合征 |

整个孕期，孕妈妈会经历各种不适，老百姓常说的“腿乱”就是其中之一。“腿乱”是一种难以言表的不适。孕妈妈会感觉双腿难以控制，怎么放都不舒服，有强烈的、几乎不可抗拒的活动腿的欲望，常常需要不停地走动或敲击双腿来缓解。这种让人苦不堪言的“腿乱”就是不宁腿综合征。

• 什么是不宁腿综合征？

不宁腿综合征（restless legs syndrome，RLS）是一种感觉运动障碍性疾病。典型表现为强烈、迫切想要移动肢体的冲动或欲望，对肢体深处不适感的描述各异，如蚁爬感、蠕动感、灼烧感、触电感、憋胀感、酸困感、牵拉感、紧箍感、撕裂感，甚至疼痛。这种不适感尤以小腿显著，也可累及大腿及身体其他部位，如上肢、头部、腹部，且通常呈对称性。

孕妈妈需要不停地活动下肢或下床行走，一旦恢复休息状态会再次出现上述不适感。这种表现具有特征性昼夜变化规律，多出现在傍晚或夜间，发作高峰为午夜与凌晨，白天症状相对轻微，安静或休息时加重。

由于无明确的基因、生物学标志物及多导睡眠监测诊断金标准，RLS 诊断主要依靠相对缺乏特异性的临床症状，因此，即使在非孕期诊断率也较低，经常被忽视。

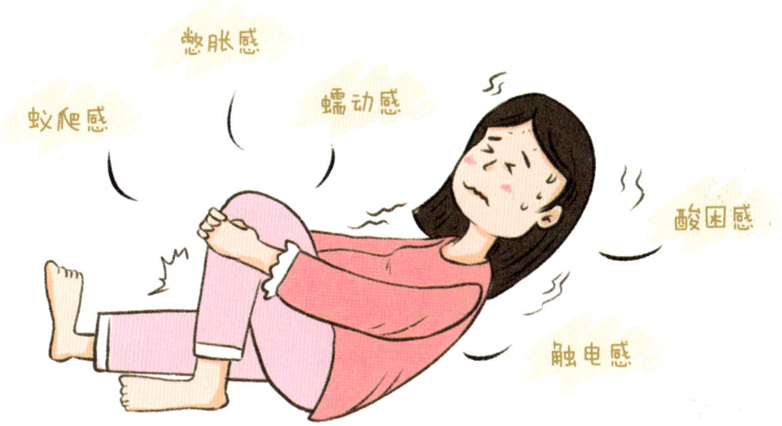

不宁腿综合征

● 孕妈妈是高危人群

亚洲女性妊娠期 RLS 的患病率为 2.9%。RLS 的发病机制尚不明确，目前普遍认为与中枢神经系统铁缺乏或代谢障碍、多巴胺功能紊乱有关。

由于铁缺乏、激素水平变化，妊娠期 RLS 的流行率为一般人群的 2 ~ 10 倍，尤以妊娠晚期更高，其中 45% ~ 54% 的患者为重度 RLS。分娩后患病率及严重程度会显著下降。

孕前已患 RLS、有 RLS 家族史、既往妊娠时患有 RLS 及血红蛋白≤ 110 克 / 升的孕妇发生 RLS 的风险更高。

不宁腿综合征会严重影响孕妈的生活质量，可导致失眠、抑郁和焦虑。有研究显示孕期不宁腿综合征可能增加妊娠期高血压疾病和围生期抑郁的发生风险。

● 如何治疗？

妊娠期及哺乳期 RLS 均建议首选非药物治疗。症状严重的妊娠期难治性 RLS 可在医生指导下进行药物治疗。

★ 非药物治疗

✓ 避免使用可能诱发 RLS 的药物：如硝苯地平、酚妥拉明、硝酸甘油、甲氧氯普等。

✓ 培养健康的睡眠习惯：如腿部不适减轻一段时间后，尝试每天在同一时间入睡、睡前洗澡或进行简单的活动可能有效，尽可能避免睡眠剥夺，避免咖啡因、茶、能量饮料的摄入。

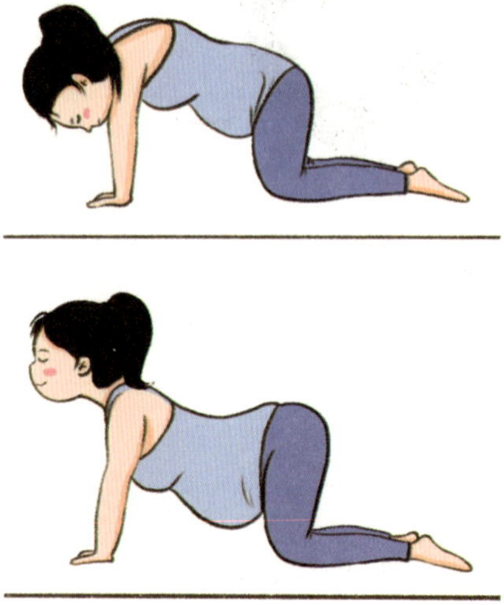

孕期瑜伽动作

✓ 适当体育锻炼：中等强度的体育锻炼不仅可改善 RLS 腿部不适症状，还可降低妊娠期高血压疾病、妊娠期糖尿病、围生期抑郁的风险，可选择瑜伽、步行、固定自行车等运动方式。

✓ 物理方法：可在每晚腿部不适症状发生前穿戴并使用气动压缩装置或按摩双下肢缓解症状，还可在医生指导下选用针灸的方法。

✓ 充足补充铁剂：胎儿生长发育和胎盘生长需要大量的铁，尤其是妊娠后 3 个月胎儿对母体铁储备的利用和消耗更大，孕妈妈更易出现铁缺乏症状。补充充足的铁剂可减少妊娠期缺铁性贫血，更可改善 RLS 脑内缺铁的病理生理状态。

小叮嘱

需要注意的是，不宁腿综合征需要与孕期缺钙相鉴别。孕期宝宝生长发育需要大量的钙，导致孕妈妈缺钙，出现小腿抽搐的现象，通常通过补钙症状会很快缓解。

第五章

做好生产的功课

胎盘老化

胎盘是孕妇和胎儿之间的桥梁和纽带，主要作用是供给胎儿生长发育所需要的营养物质，排出胎儿的代谢产物，另外还有保护胎儿、合成及免疫功能。

胎盘老化是什么意思？

一般情况下，胎盘随着胎儿的生长慢慢成熟。在超声影像下胎盘成熟度共分 4 个等级，分别为 0 级、Ⅰ级、Ⅱ级和Ⅲ级。妊娠 12 ~ 28 周的胎盘为 0 级，妊娠 30 ~ 32 周的胎盘为Ⅰ级，妊娠 36 周后的胎盘是Ⅱ级。

当超声报告提示胎盘Ⅲ级时，很多孕妈妈担心这是胎盘老化的表现，会影响胎宝宝健康。事实上，这里的胎盘分级只是 B 超影像下的差别，胎盘到底有没有老化不但要看 B 超图像，还要根据羊水的多少、胎儿大小、胎心监护的情况、胎盘功能检查等综合评估胎盘的功能。

胎盘老化会不会导致胎儿缺氧？

请记住，单纯超声影像下提示的胎盘老化一般不会导致胎儿缺氧，胎儿缺氧的表现往往是胎动异常、胎心监护异常，甚至羊水量异常。

因此，只要胎动正常，胎心监护没有出现晚期减速、频繁变异减速，羊水量正常，那么，B 超报告单上的胎盘级就不要过于担心！

胎盘老化要不要提前剖宫产呢？

单纯胎盘老化也不是剖宫产的指征，完全可以等待自然临产，数好胎动，加强监护就可以啦！

小叮嘱

胎盘老化与孕妈的年龄没有关系！另外，胎盘老化实际上不是一个非常严谨的说法，更不是一个标准的医学概念。胎盘本身有一个形成、生长、发育、成熟的过程。

产前备血

哪些孕妈需要产前备血呢?

● 熊猫妈妈

★ “熊猫血”是什么?

中国人 99% 以上为 Rh 阳性血型。Rh 阴性血型者比较罕见，被亲切地称为“熊猫血”。

★ “熊猫血”为什么要产前备血?

为了避免分娩过程中需要紧急用血而不能及时供应血液的情况出现，孕妈们需要在产前备血，以保障安全分娩。

● 不规则抗体筛查阳性妈妈

★ 不规则抗体是什么?

不规则抗体又称为红细胞意外抗体，是指血型中抗 -A、抗 -B 以外的血型抗体。

★ 不规则抗体筛查阳性为什么要备血?

不规则抗体筛查阳性说明血清中存在 ABO 以外的抗体，会对配血造成一定程度的困难，为了应对在分娩过程中需要紧急用血的情况，建议产前到输血科备血，为抢救生命争取时间。

- **特殊妈妈**

还有一些孕妈，她们的血型比较特殊（在孕期产检时通过卡式血型鉴定可查出等），也需要产前到输血科备血，以备不时之需。

小叮嘱

由于血液有效期短，建议需要产前备血的孕妈们在孕 37 周后就开始做准备。通常需要携带以下资料至产检医院的输血科登记备血信息。

✓ 医生开具的门诊“临床输血申请单”。

✓ 2 周内的不规则抗体筛查报告单。

✓ 孕检手册。

✓ 孕妇信息二维码。

入院时间

✓ 如果门诊产检正常，医师评估有正常分娩条件的（有规律宫缩、见红、胎膜早破、阴道异常出血、胎动异常、任何自感焦虑、不能自我解决的症状）需要随时住院。

✓ 如果有前置胎盘、子痫前期、帆状胎盘、妊娠期高血压、妊娠期心脏疾病、妊娠期糖尿病、妊娠期胆汁淤积症等，需听从医师意见根据个人情况决定入院。

✓ 如果因前次剖宫产、臀位、高龄妊娠等择期剖宫产，一般在孕 38 ~ 39 周择期入院。

小叮嘱

在分娩方式的选择上一定要听从医生的建议，有自然分娩条件的就选择对胎儿和自己都好的自然分娩，需要剖宫产就及时签字，不要延误。

不要因为外界的影响就轻易被吓倒，也不要把别人的经历和经验当作自己的感受。

认识顺产

对于顺产，很多孕妈有着强烈的愿望和未知的恐惧。知道它的好，也听闻过它的痛。每一个新生命的到来，从来都不是一件容易的事。

● 什么是顺产?

顺产，即正常阴道分娩，是产力、产道、胎儿和精神 4 个因素均正常且能互相适应，胎儿经阴道自然分娩的方式。

一个健康的产妇和一个发育正常的胎儿具有潜在的能力，能相互密切配合来完成分娩过程。胎儿天生会在准妈妈的产道里，为适应骨盆各个平面的不同形态被动地进行一系列转动，以其最小径线通过产道。这些动作包括衔接、下降、俯屈、内旋转、仰伸、复位及外旋转等，就这样，一个小小生命经历了人生第一次重大考验并隆重诞生了。

在整个分娩过程中，孕妇除了要忍受顶级的疼痛外，还要面临随时会发生的胎膜早破、脐带脱垂、胎儿窘迫、胎盘早剥、胎盘边缘血窦破裂、羊水栓塞、高血压、子痫、胎盘滞留、产后出血等会危及母儿生命的严重情况。

发生异常情况时，如果宫口开全可以尽快阴道分娩，阴道助产有会阴侧切术、产钳助产术、胎吸助产术，如果不能阴道分娩需要立即转为剖宫分娩。

● 顺产的 4 个产程

为保护母婴安全，密切监护母婴安危，通常将整个分娩划分为 4 个产程，以便观察产程，尽早发现异常，及时处理。

★ 第一产程——正式临产到宫口开全

表现为宫缩规律、宫口扩张、胎先露下降及胎膜破裂。

第一产程需要准妈妈养精蓄锐、理性度过，需要严密监测生命体征、宫缩、胎心、宫口扩张情况，及时发现异常，及时处理，以便顺利进入第二产程。

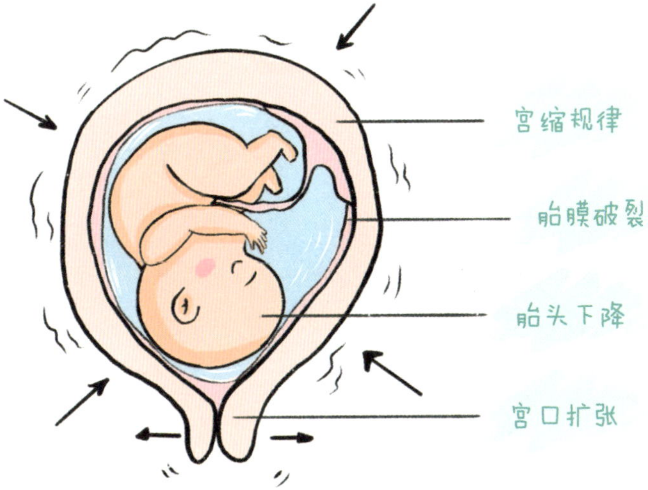

顺产第一产程

★ 第二产程——宫口开全至胎儿娩出

第二产程需要孕妇利用腹压向下屏气用力，需听从助产士指导顺利娩出胎儿，避免新生儿窒息和产道损伤等并发症。

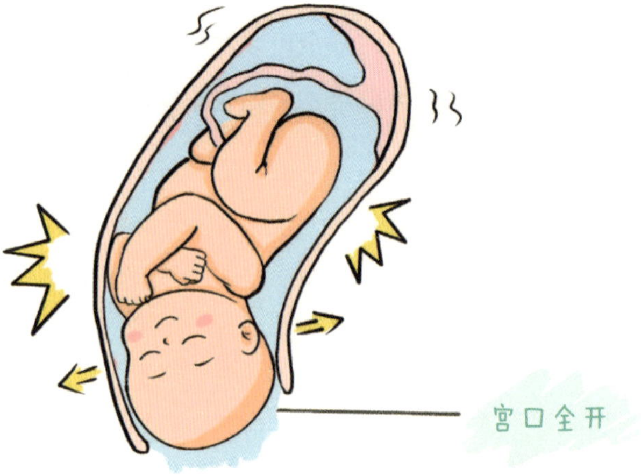

顺产第二产程

★ 第三产程——从胎儿娩出至胎盘娩出

这个过程为 15 ~ 30 分钟，是非常惊心动魄的。部分经产妇及初产妇反复流产多，甚至少部分人可能发生胎盘粘连、滞留、植入，若有产后出血及严重产后出血发生需启动抢救。

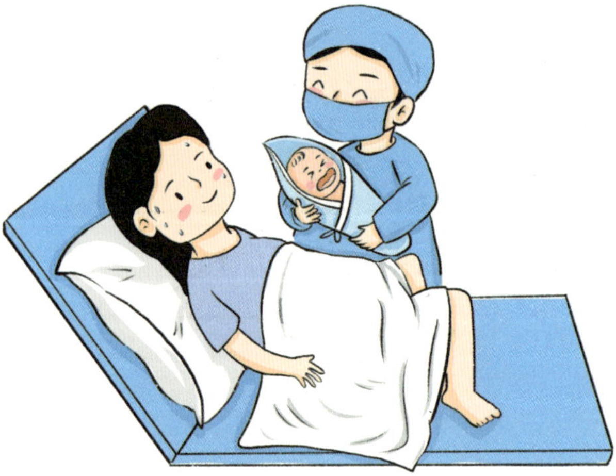

顺产第三产程

★ 第四产程——胎盘娩出后 2 小时

需继续在产房观察产妇生命体征、阴道出血量及新生儿情况，及时识别新生儿吸入性肺炎、伤口血肿、产后出血等异常情况。

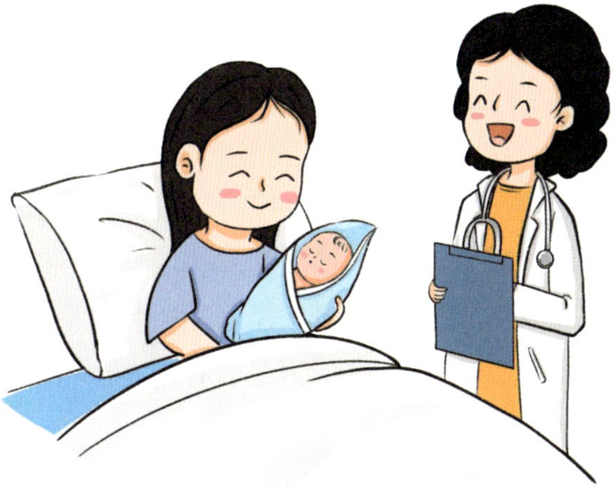

顺产第四产程

● 准妈妈顺产时应注意什么？

✓ **减痛和镇痛**：宫缩阵痛时可以调整呼吸减痛，有的医院还开展了五维音乐呼吸法导乐减痛分娩；宫缩阵痛剧烈难忍时，可听从助产士及医师意见进行药物分娩镇痛。分娩镇痛不仅仅可以镇痛，还可以降低会阴侧切率，降低产后抑郁症发生率。

✓ **饮食上**：宜少量多次摄入无渣、高能量饮食，既能保证充沛的体力，又能保证在需要急诊剖宫产时的麻醉安全。

✓ **活动与休息方面**：宫缩不强且未破膜时，产妇可在室内适当运动、保持自由体位。低危产妇适度活动和采取站立姿势或蹲坐分娩球等有利于缩短第一产程。有高危因素者（如胎膜早破、胎头高浮、体位不正等）需要听从医师安排适当卧位。

✓ **勤解大小便**：避免膀胱充盈影响宫缩及胎头下降，必要时导尿。

✓ **增强信心**：产妇的精神状态可影响宫缩和产程进展，这时候家人有非常重要的作用，可以对产妇进行鼓励支持，给予其精神力量！

对了，如果出现头晕头痛、胸闷气短、阴道出血等任何不适均需及时告知医生和护士！

● 顺产有什么好处?

✓ 自然分娩是自然生理过程，一般出血量少、恢复快，分娩当日可下床活动，可照顾婴儿，有利于母子感情建立。

✓ 可促进乳汁分泌，乳汁分泌早和足，可以实现纯母乳喂养。

✓ 新生儿经产道挤压，可以挤掉胎儿肺内的羊水，减少新生儿窒息和湿肺等呼吸系统疾病的发生，有利于建立自主呼吸。

✓ 宫缩时，胎儿经受暂时的缺氧状态，有利于提高抵抗力。

✓ 产妇及新生儿感染率低。

✓ 间隔半年就可以再次妊娠，可再次阴道分娩。

因此，产妇在符合条件时，建议自然分娩。

● 孕期如何准备?

为了自然分娩，孕期该做好如下准备：

✓ 合理营养，控制孕期体重合理增长。

✓ 避免大于胎龄儿和巨大儿。

✓ 按时产检，听从医嘱。

✓ 尽早发现并发症和合并症，积极治疗。

| 顺产技巧 |

大家都知道，顺产有利于妈妈们的产后恢复和泌乳，有利于宝宝第一道免疫防线的建立，顺产真可谓好处多多。那么，产程中到底应该如何做才能打赢顺产这场硬仗?

● 策略一：粮草先行，保障能量供给

分娩是一场消耗战，身体需要消耗大量能量来维持产程的进展。

研究显示，正常产程总共会消耗 6200 千卡热量，大约相当于爬 200 多层的楼梯或者跑完 1 万米的路程所消耗的热量。因此，只有足够的能量摄入，才能帮助产妇顺利完成分娩。

✓ 第一产程是“持久战”：可在宫缩间歇期食用一些稀软烂、易消化、易咀嚼的半流质饮食，如鸡蛋羹、肉末粥、碎菜粥、软面条等。

✓ 第二产程是“攻坚战”：此时宫缩更强、疼痛更加剧烈，因此建议摄入一些体积小且能量高的食物，如巧克力等。

在短暂的宫缩间歇期适当喝一些功能性饮料、果汁等，可补充因出汗等丢失的水分，还能快速补充体力，增强产力，缓解不适。

● 策略二：鼓舞士气，坚定顺产信心

产妇情绪稳定，坚定顺产信心，可使交感神经正常兴奋，使产妇心率、呼吸正常，子宫收缩有力，宫颈扩张进展顺利，使得正常分娩的概率增加，对自然分娩有良好的促进作用。

● 策略三：运筹帷幄，一鼓作气用力

★ 战术一：正确用力

牢记宫缩“四部曲”便可摆好姿势。

用力的时候头稍微抬起来，眼睛盯着正前方某一个点

↓

腰贴着床

↓

双手稍微展开做扩胸运动，向上提

↓

双脚外展开，向下蹬。手脚之间形成一组对抗的力。头部、腰部、屁股三点在一条直线上，屁股定在一个位置，切忌左右摇摆

宫缩“四部曲”

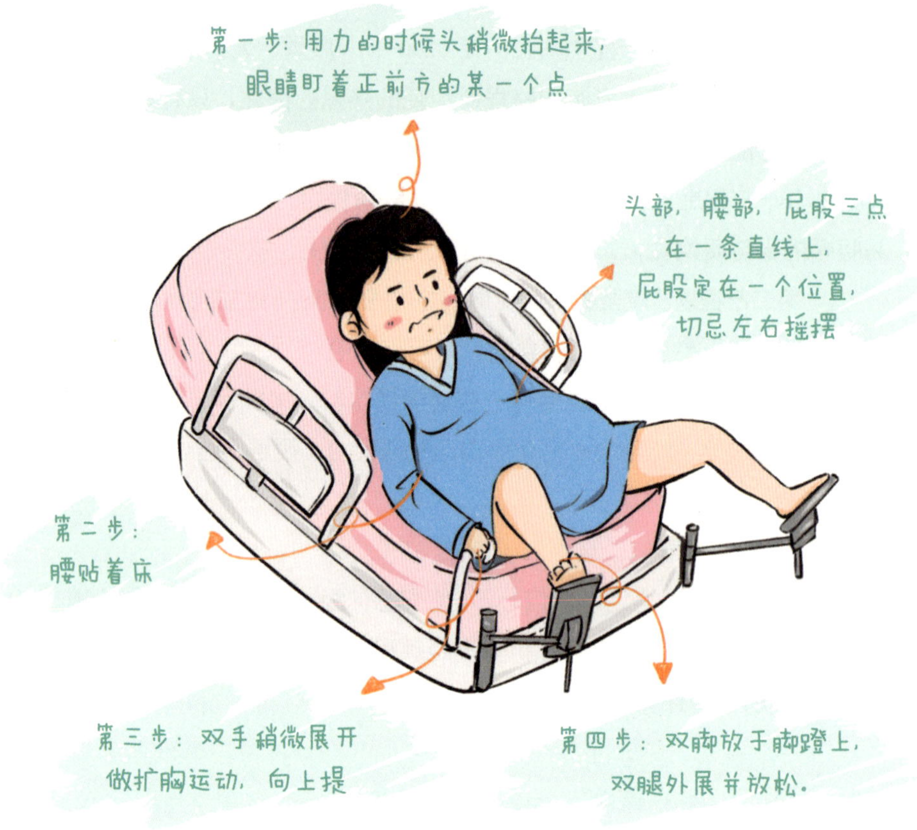

正确用力

宫缩最强时正确用力，一鼓作气，拼尽全力，屏气使劲（用力排便的感觉）。一次宫缩至少用两次力，每次用力至少持续10秒。利用宫缩、腹压和肛提肌收缩力，促使胎儿向下运动，进而胎儿娩出。

★ 战术二：保存体力

宫缩间歇期：使用拉玛泽呼吸法。用鼻子慢慢吸气，用嘴巴慢慢呼气。充分休息，保存体力，减少能量消耗，减少子宫疲劳。

★ 战术三：清除障碍

产道的前面是膀胱，后面是直肠，因此，产程中需注意勤解“二便”（大、小便）。2～4小时解一次小便，否则充盈的膀胱会影响胎头下降、宫口扩张。

对于有便意感的产妇，需让医生排除枕后位、宫口开大胎儿下降等情况，内诊触及粪块，证实确有大便的，一定要尽快解大便。对于自解二便困难者，就需要寻求医生的帮助，采取必要的措施。只有清除了产道前后方的障碍，才有可能加速产程进展。

★ 战术四：自由体位

自由体位是指在待产和分娩的过程中，允许产妇自由活动，可以采取走、站、蹲、坐、半坐卧、侧卧等姿势。

✓ 可以扩充韧带，增加骨盆的伸展性，有利于胎儿入盆和通过。

✓ 纠正骨盆倾斜度，调整“下降角度”。

✓ 发挥重力优势作用，引发更有效的宫缩。

✓ 减轻宫颈水肿。

✓ 纠正胎位异常，改善分娩结局。

✓ 改善母胎血液循环，减少胎儿窘迫的发生。具体体位主要根据产妇的习惯和舒适度自行选择。

● 策略四：后勤保障，家属陪伴鼓励

家属协助产妇自由体位活动、进食，给予陪伴、支持和鼓励，可以消除分娩带来的焦虑和恐惧，给足孕妇安全感，让产妇感受到自己不是在孤军奋战，从而对分娩更有信心和勇气。

侧切与撕裂

小故事

“我生孩子的时候阴道撕裂，缝了 8 针！”孕妈群里还在坐月子的小美大吐苦水。”“听说 10 个顺产妈妈中就有 9 个要侧切！”又有小姐妹补充道。已经进入孕晚期的小丽看到这些消息不由得紧张起来……

怀胎十月，很多孕妈妈不止一次地幻想过自己生孩子时的场景，都希望能尽量顺产，拥有健康、可爱的宝宝。但是孕妈妈在顺产时除了要学会正确用力，还要面对可能发生的撕裂和侧切。今天就让我们直面问题，一起了解一下侧切和撕裂。

• 什么是侧切?

“侧切”，即会阴侧切术。指分娩时，医生或助产士在产妇阴道口能够看见胎头的时候，在会阴部阴道口的左侧方局部麻醉后，用专用的侧切剪倾斜 45 度剪开一个长达 4 ～ 5 厘米的开口，扩大产道出口，以帮助胎儿顺利娩出。

• 什么是撕裂?

自然撕裂是顺产过程中一个自然的生理过程，是分娩过程中发生的会阴部损伤，常因为胎儿大或会阴组织紧、小等造成。

会阴撕裂因为不受控制，伤口相对不规则，大多数妈妈的轻度会阴撕裂只局限于黏膜或皮肤的损伤。一般情况下，撕裂伤要比侧切相对容易恢复。

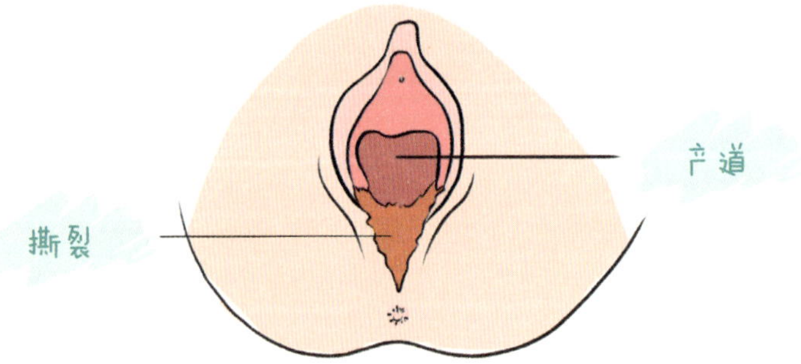

撕裂

• 什么情况下非“切”不可?

并不是每个孕妈顺产的时候都要侧切。对于以下情况，需要进行会阴侧切：

✓ 胎儿宫内窘迫，产前发热，羊水污染，第二产程延长，需要缩短第二产程的。

✓ 母亲有心脏疾病、高血压等危险情况，需要尽快结束分娩的。

✓ 早产儿、巨大儿。

✓ 会阴弹性差，会阴体短等，预计可能产生会阴严重裂伤的。

✓ 胎心不稳，宫缩乏力等需要阴道助产的（如产钳助产术、胎头吸引产、臀牵引产等）。

其实，每一个需要侧切的妈妈，都是医生与助产士充分评估后进行的。侧切在特定情况下，反而是对妈妈与宝宝的一种保护。切勿将侧切“妖魔化”。

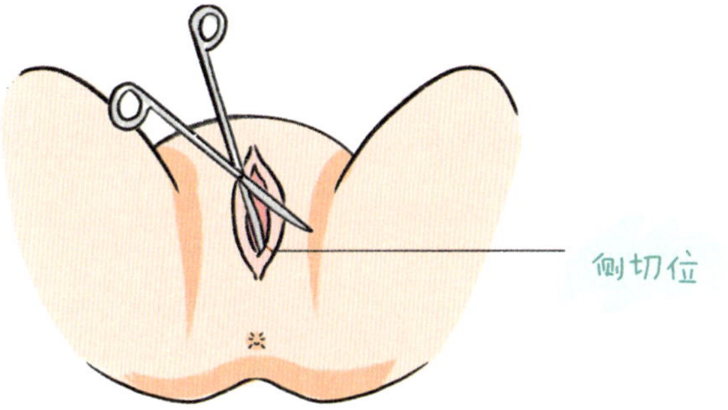

侧切

● 侧切疼吗?

现在分娩时普遍实行镇痛分娩，伴随着分娩最后关头的宫缩痛以及低位胎头的压迫和扩张，会阴组织已经被拉伸变薄，痛感明显下降，没有想象中那么恐怖。

即使没有镇痛麻醉，侧切时也会常规打局部麻醉，不需要太过担心。而且都是美容缝合，后期不需要拆线。

● 做好“功课”，避免侧切

侧切真的是顺产的“标配”吗？当然不是！大多数孕妈顺产时无侧切、轻微撕裂，她们为什么这么顺利？只因在产前做好了“功课”！

✓ 科学饮食，避免胎儿过大，将胎儿控制在 3 千克左右。

✓ 根据自身情况进行适当运动，如瑜伽、分娩球、锻炼盆底肌与核心力量等。

✓ 孕期积极治疗妇科炎症等。

✓ 定期孕期检查。

✓ 分娩时，请积极配合助产士！助产士的存在，就是要陪伴、帮助孕妇，减少伤害，安全生娃。孕妈妈在分娩过程中一定要听从助产士的指挥，她们会对会阴进行适度保护，最大限度地避免会阴损伤。

小叮嘱

分娩是动态的过程，可能会遇到许多问题，孕妈需要提前了解自然分娩过程，熟悉分娩环境，建立自然分娩的信心。积极配合医生、助产士，最大限度地提高自然分娩的成功率，避免或减少会阴侧切和撕裂。

一位陪产爸爸曾经说过："任何歌颂母亲伟大的言辞，在分娩瞬间都显得苍白无力，所以我把它刻进了脑子，到死也不会忘记。"

认识剖宫产

有些孕妈觉得，既然顺产这么疼，还不如直接剖宫产来得痛快。于是在产前强烈要求医生进行剖宫产。那就让我们了解一下什么是剖宫产。

● 什么是剖宫产?

剖宫产手术又被称为剖腹产，是经剖腹、切开子宫取出胎儿及其附属物的手术。剖宫产的过程远比想象的要复杂精密得多——光是剖开肚子就得剖好几层。而且也并不是大多数人以为的三大步那么轻松、省事，它有很多风险存在，需要专业医护团队默契配合、共同努力将风险降到最低。

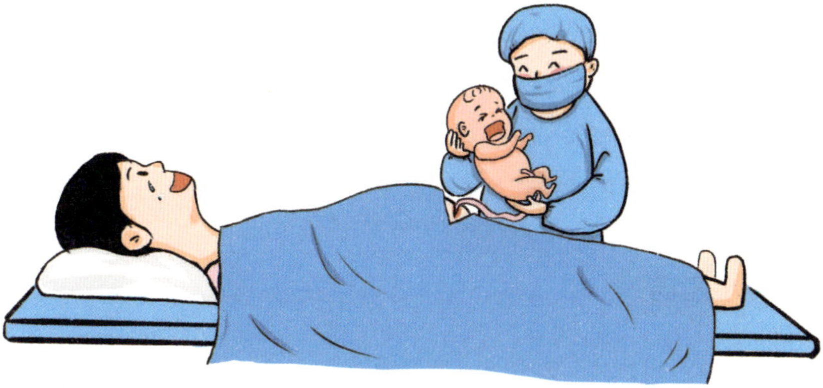

剖宫产

● 剖宫产有风险吗？

剖宫产术中、术后、麻醉均有风险。

✓ 手术过程中可能发生羊水栓塞、产后出血、脏器损伤、腹壁切口愈合不良、下肢静脉血栓等术中、术后并发症。

✓ 可能发生麻醉意外，呼吸心搏骤停。

✓ 子宫切口愈合不良、血肿、远期憩室，再次妊娠时瘢痕易破裂。

✓ 出头困难，导致产伤、窒息。

✓ 择期剖宫产术儿未经产道挤压、羊水吸收不好，容易发生湿肺、肺炎等。

✓ 术后远期盆腔粘连，疼痛不适、子宫内膜异位症、再次妊娠出现凶险性前置胎盘等。

● 剖宫产手术的适应证有哪些？

✓ 胎位异常（胎头呈高直后位、前不均倾位、额先露及颏后位）。

- ✓ 骨盆绝对性狭窄或胎儿过大。
- ✓ 明显头盆不称。
- ✓ 肩 / 臀先露（尤其是足先露）。
- ✓ 中央性前置胎盘。
- ✓ 产力异常，发生病理性缩复环或先兆子宫破裂时。
- ✓ 胎儿窘迫需要立即终止妊娠。

生产方式不能强求。无论顺产还是剖宫产，医生都会充分评估孕妇自身条件，给出最专业的建议，让您和宝宝“胜利会师”！

·小剧场·

顺产、剖宫产，到底怎么选?

麻醉

● 什么是麻醉?

从字义上讲，麻醉是人们感觉或意识发生了变化的一种状态，是使人体整体或者部分暂时性失去痛觉的一种方法。

但“不痛”只是麻醉的最基本要求，它还必须保障患者的生命安全，并且尽量让患者感觉舒适，同时还要满足手术的需要，这些方面都需要考虑周全。既不能顾此失彼，也不能过犹不及。麻醉药量不能多也不能少，多用些药物虽然镇痛更好，但会影响患者的呼吸循环，危及生命；而少用些药，会因为镇痛不够导致患者痛苦，骨骼肌松弛不够，手术不能完成，患者舒适度也会下降。这时就需要麻醉医生通过自己的精准操作与精准用药来达到平衡。

随着麻醉学的发展，现代的麻醉学已经发展成了一门集临床麻醉、急救复苏、危重症医学以及疼痛诊疗的综合性学科，涉及患者的各个方面。

● 麻醉技术成熟吗？

早在1853年，英国维多利亚女王就尝试了氯仿全身麻醉下分娩镇痛，成了第一个吃螃蟹的人。

20世纪初，椎管内麻醉迅速发展，1938年，美国正式将硬膜外麻醉用于分娩镇痛。后来随着这一技术不断发展与完善，目前在发达国家，分娩镇痛已经是一个常规操作，几乎所有的产妇分娩都会采用。

● 麻醉有哪些方法？

其实麻醉的方法有很多种，简单概括有3种：

✓ 传说中“一推就倒的牛奶状镇静剂”和“一捂就晕的面罩”之全身麻醉：麻醉医生通过呼吸面罩或是气管导管装置让患者吸入麻醉气体，也可以通过静脉推注给药，目的是使患者在手术期间没有意识，没有知觉，没有呼吸。通过麻醉呼吸机维持患者的呼吸，以及各种监护仪来监测生命体征和重要器官的功能，通过观察测量，对麻醉进行细致的调控与管理。比如腹腔镜手术麻醉及一些大型的手术麻醉。

✓ 神经周围近距离穿刺操作——稳、准、柔的区域神经阻滞麻醉：就是大家常说的“半麻”，剖宫产和分娩镇痛采用的椎管内麻醉，就属于此类。麻醉医生将局麻药注入支配手术部位的神经丛，通过暂时阻断脊髓神经元或神经干的信号传导使疼痛不能传递到大脑，使患者无痛，术中患者可以保持清醒状态。最常用的方法是腰麻、硬膜外麻醉、神经阻滞。如剖宫产手术常用的麻醉、分娩镇痛、四肢部位神经阻滞麻醉。

✓ 微小手术——局部麻醉：麻醉药将会直接注射到手术部位，麻醉的范围只局限在手术部位周围很小的范围内。

● 打完麻醉针就结束了吗?

其实，这是一个大大的误解。麻醉的意义远远超过了“简单地打一针”，无论静脉药物注射，还是神经阻滞穿刺或动静脉穿刺，这一针也绝不简单，每一个穿刺动作都隐藏着风险，需要多年的学习和经验摸索才能降低风险，顺利有效地完成。

而且，麻醉也是一个十分系统的过程，包括术前、术中和术后，术前麻醉医生需了解患者的基本情况，以降低风险；术中除了按照既定方案给予患者麻醉外，还必须严格监测患者的心率、呼吸、血压、氧饱和度和麻醉深度等情况，并根据这些情况变化进行认真调节，务必保证患者的生命体征平稳，进而为手术顺利开展创造条件；术后还要关注患者恢复情况，了解镇痛效果，帮助患者快速且更好地康复。

● 为什么术前要禁食、禁饮?

绝大部分手术都会要求患者在术前禁食物和水，保持胃肠道的排空状态。那是因为麻醉医生在施行麻醉时，麻醉药物会抑制正常的反射，例如在正常情况下，为防止未消化的食物由胃内反流出来，机体有一定的反射保护机制。而在麻醉状态下，这种反射会消失。

所以为保护患者安全，防止反流和误吸，术前需要禁食、禁饮。医生和护士会通知产妇是否需要禁食、禁饮，开始禁食、禁饮的时间。此外医生会通知产妇在此期间用很少的水服下必需的药物。为了母儿安全，严格执行术前禁食、禁饮、按时服药是非常重要的。

● 不同食物对应的禁食时间

美国麻醉医师协会发布的 2017 年术前禁食指南表示，建议健康择期患者严格落实术前禁食时间。孕妇及急诊手术等特殊情况根据具体情况进行调整。

麻醉和镇静前禁饮禁食标准

食物性质	至少需禁食时间
清饮料：清水或清澈无渣饮料，如能量饮料、葡萄糖水	2 小时
母乳	4 小时
配方乳制品	6 小时
轻食：指容易消化的淀粉类和蛋白类，如白粥、面条、馒头、谷物、蔬菜、水果和豆浆等	6 小时
脂肪类和肉类食品：指油炸食品、肥肉、海鲜、鸡鸭鱼肉、汉堡等	8 小时

清饮料包括清水、糖水、无渣果汁、碳酸类饮料、清茶及黑咖啡（不加奶），但不包括含酒精类的饮品。建议术前禁饮清饮料时间为 2 小时，量应 <5 毫升 / 千克（或总量 <400 毫升）。

乳制品包括牛奶和配方奶，在胃内易形成较大的乳块，不利于消化，胃排空时间与固体食物相当。建议术前 4 小时禁食母乳。

碳水化合物类固体食物在胃内被磨碎需要 2 ~ 3 小时，在胃液中完全无颗粒需要 6 小时，建议术前禁食淀粉类固体食物时间为 6 小时。

蛋白质、脂肪类固体食物（肉类、油炸类）在胃内排空时间则更长，建议术前禁食油炸、脂肪及肉类食物时间为 8 小时。

● 术前一天可以吃哪些食物?

一般建议择期手术患者术前一日宜选择清淡、易消化的半流质饮食，如馄饨皮、龙须面等，晚餐进食流食（如小米稀饭）等。看起来简单的禁饮食，对患者的手术安全以及术后恢复有着重要的影响。禁饮食时间不宜过长或过短，合理的禁饮食一方面为手术安全进行做准备，另一方面也能促进患者术后早日康复。

● 麻醉会有风险吗?

所有的手术和麻醉都会有风险。风险的大小与很多因素相关。其中最主要的因素是手术类型和患者本身的身体状况。

麻醉医生会采取措施防止意外发生，如同开车上路一样，需要规避各种风险并预防意外情况的发生。风险因不同的麻醉操作和患者的情况而不同，麻醉医生会详细告知术中可能面临的各种风险，产妇及家属也可以就心中的疑惑进行咨询。

● 麻醉后会完全不痛吗?

这是很多患者关心的问题。其实除了全身麻醉，多数麻醉方法本身并不会影响意识，患者保持清醒，神经阻滞区域（已被麻醉部位）也并非没有任何感觉，触觉、压力及本体感觉等仍然存在，只是温度觉、痛觉等已消失。

由于进入手术室后，大多数患者都会有不同程度的紧张，麻醉医生一般会给予适当的药物使患者镇静入睡，麻醉成功是不会痛的，因此不需要过多担心。

分娩镇痛虽然又称“无痛分娩”，但并不是一点儿都不痛，随着宫缩的频率增加、强度增强，又因个体对痛觉感受的差异，后期还是会有些痛感，但分娩镇痛能将 9 级以上的疼痛降到 3 级以下。

| 无痛分娩 |

所有人都可以使用无痛分娩吗?

其实，绝大多数产妇都是可以做分娩镇痛的，但也有极少数人由于一些原因不能做或者暂时不能做。所以安全起见，分娩镇痛需要经过产科医生、助产士、麻醉医生共同评估后才可以做。

首先，产科医生和助产士认为目前可以阴道试产，如胎心监护正常，无明显头盆不称等。然后由麻醉医生评估无椎管内禁忌证，如无腰椎疾病或外伤史，无严重的腰椎间盘突出或膨出，凝血功能正常等。最后，这些评估正常后，产妇提出要求，便可顺利进行分娩镇痛操作了。

● 在腰上打一针，会不会有腰背痛后遗症？

硬膜外麻醉－分娩镇痛是目前最有效、最安全的分娩镇痛方式，它是在腰部进行穿刺麻醉的，其操作只是局部针刺，暂时损伤了皮肤、皮下及韧带，正规操作并不会损伤神经。这种损伤带来的伤害一般是轻微的，也是短暂的。

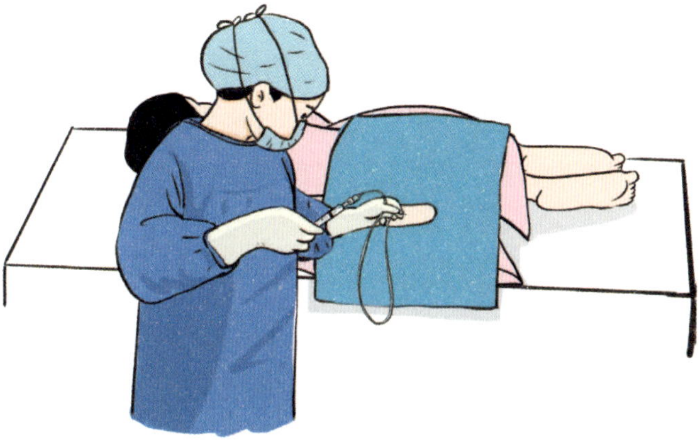

硬膜外麻醉

但由于怀孕期间的激素水平变化，还有不断增大的胎儿使得孕妈的韧带和肌肉力量都在发生变化，也可能导致腰背痛，所以产后的恢复就尤为重要。譬如产后要注意合适的哺乳姿势，给予背部依靠，避免腰部负重等，都可以减少产后腰背疼的发生。

● 打了无痛会影响孩子智力吗？

分娩镇痛的用药量只有剖宫产麻醉药量的 1/10，具有很高的可控性和安全性，而且药物只在产妇硬膜外腔局部扩散，不会进入母体和宝宝的血液，所以不会对宝宝的大脑和智力有任何影响。

● 无痛分娩会增加剖宫产的风险吗？

是否需要剖宫产，是由很多因素决定的，如胎位情况、产力的强弱、胎心变化、产妇心理因素等，与分娩镇痛没有关系。分娩镇痛也不会增加顺产转变为剖宫产的风险。

● 分娩镇痛会影响产妇活动，使其不能配合生产吗？

分娩镇痛的用药量少，只阻滞了外周的感觉神经，没有阻滞运动神经，所以产妇虽然感觉不疼了，但是仍然活动自如，依然可以配合助产士合理用力，顺利生产。

● 如果转为剖宫产，还需要重新打麻醉吗？

做分娩镇痛的时候，麻醉医生在产妇背部放置了一根软管，连接到了硬膜外腔，如果需要剖宫产，直接通过这个管子注入麻醉药就可以了，不需要重新穿刺麻醉，也为紧急剖宫产节省了时间。

● 手术做完后，伤口疼痛怎么办？

根据患者的病情，在手术结束后可以提供由微量泵持续输注麻醉药物的术后镇痛装置，也被称为自控镇痛泵（PCA）。

根据用药方式分为硬膜外泵和静脉泵。麻醉医生会根据病情及手术的情况选择最佳方案。有了镇痛泵，就能减轻术后伤口的疼痛，进而为快速康复提供有效的保障。

小叮嘱

产痛虽然是与生俱来的，但有了硬膜外麻醉——分娩镇痛技术，就可以让产妇们告别“生”不如死，告别痛不欲“生”，舒舒服服分娩，快快乐乐、精精神神地迎接新生命！

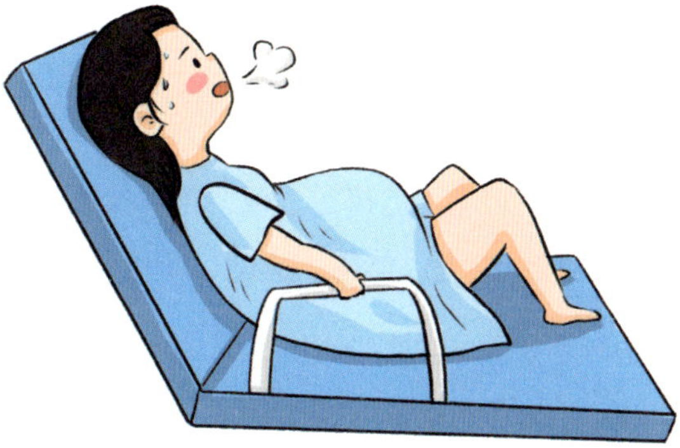

无痛分娩，让母爱更从容

| 产后监测 |

一般生完孩子后，妈妈和宝宝都会被“强迫”留在产房里观察 2 小时。这时候就会有家属焦急地问：“不是生完了吗？怎么还要等？是不是妈妈和孩子有危险了？”

其实，产后 2 小时是产程中的第四产程，也是尤为重要的 2 小时。

● 产妇监测

产后 2 小时内很容易发生一些严重的并发症，如产后出血、产后心力衰竭、子痫等，所以产后观察 2 小时是非常有必要的，是为了防止这些危险情况的发生，也方便及时做好抢救工作。

- ✓ 生命体征的监测：血压、心率、呼吸、体温、产妇的精神状态等。
- ✓ 阴道流血的监测：每 15 ~ 30 分钟检查宫底高度和阴道流血情况。
- ✓ 膀胱充盈程度：鼓励产妇尽早排尿，以免影响子宫收缩。
- ✓ 软产道的裂伤：给予快速缝合止血，告知注意事项。
- ✓ 宝宝与妈妈的皮肤接触。

• 新生儿监测

✓ 将新生儿皮肤擦干保暖，进行 Apgar 评分（分别在出生后 1 分钟、5 分钟和 10 分钟监测）。

✓ 观察新生儿体征：呼吸、心率、血氧、精神状态。

✓ 新生儿一般检查：身高、体重、头围、新生儿外观、脐带是否渗血等。

• 早接触、早吸吮、早开奶

出生后将宝宝擦干保暖，放入妈妈怀抱，进行早期接触，有利于促进母子感情，增加母乳喂养率，让宝宝更有安全感。早吸吮有利于子宫收缩，帮助早开奶。也能让宝宝吃到珍贵的第一口奶。

十月怀胎，一朝分娩，当那个小小、软软的新生命偎依在怀里的那一刻，所有的付出都值了！

| 胎盘处理 |

在医院里经常会听到这样的问题："胎盘是不是大补的好东西啊？""我们不带走的胎盘，是不是被医生吃了或者卖掉了？"让我们来了解一下胎盘及胎盘的产后处理。

• 胎盘究竟是什么？

胎盘是胎儿与母体之间物质交换的重要器官，胎儿在子宫中发育，依靠胎盘从母体取得营养，并且通过胎盘排出胎儿的代谢产物。胎盘可以合成激素、酶和细胞因子等，过滤有害物质，以维持正常妊娠。

● 产后可以带走胎盘吗?

一般来说，胎盘归产妇所有，可选择自行带走（禁止买卖，建议深埋或焚烧）或交助产机构妥善处理。如果患有经胎盘传染性疾病，按照国家卫生健康委规定，必须由助产机构交专门部门予以处理，以防传播。

如果因特殊病情需要，医生会与产妇商议后做胎盘病理检查（如羊水污染、产前发热、胎膜早破等）。

● 胎盘是怎么娩出的?

一般胎儿出生后 5 ~ 15 分钟胎盘会自行脱落娩出。若胎盘粘连无法自行娩出，医生会根据床旁 B 超提示和产妇自身情况选择是否需要手剥胎盘（医生会把手从产道伸进子宫，沿子宫壁慢慢剥离胎盘）。

● 吃胎盘很危险!

胎盘又名“紫河车”“人胞”。据中医典籍《本草纲目》记载：胎盘有“补气养血、温补肾阳”的功效，可治疗瘦弱、盗汗、哮喘、不孕和少乳等症。不过，早在 2015 版《中国药典》中，它就被“除名”了。

《美国妇产科学杂志》（*American Journal of Obstetrics & Gynecology*）为了确定吃胎盘行为是否有可取之处，做了不少相关研究，从少数胎盘癖（自食胎盘）的临床试验上并没有发现这种做法的好处。相反还存在一些隐藏的风险。这些风险包括病毒或者细菌感染，而且胎盘中可能存在怀孕期间积累的毒素和激素，即使胎盘已经经过冷冻、干燥和胶囊化处理，这些风险依然存在。

胎盘的众多功能之一是防御功能，胎儿血与母体血之间由胎盘屏障相隔，可以阻挡各种病毒、细菌、衣原体、支原体、螺旋体等，使其不能通过胎盘屏障。但是，它们可以在胎盘部位形成病灶，破坏绒毛状结构，进入胎儿体内引起感染。

其实，一直没有科学证据证明“吃掉胎盘能增强体质”。千万不要迷信某些夸大神效而自行烹饪胎盘吃，暂且不论营养价值，潜在的风险也无法判断。

收腹带

与新生命同时到来的，还有较之前臃肿的身形、突然松垮的肚皮和随之而来的失落感。很多女性产后企图用紧紧裹着的收腹带找回曾经的曼妙身材。到底该不该准备一条收腹带呢？

● 收腹带是瘦肚神器吗？

爱美的宝妈希望通过腹带让自己看着更苗条，这种心情是可以理解的，但是收腹带并不能瘦肚子。

孕育过小宝宝的肚子是一点点被撑大的，除了增多的脂肪组织，还有松弛的腹肌、韧带都使肚子不会在很短的时间内恢复，所以需要有耐心。收腹带的即刻瘦肚效果，相当于把 38 码的脚强塞进 37 码的鞋里，看起来小了，脱下来便会打回原形。

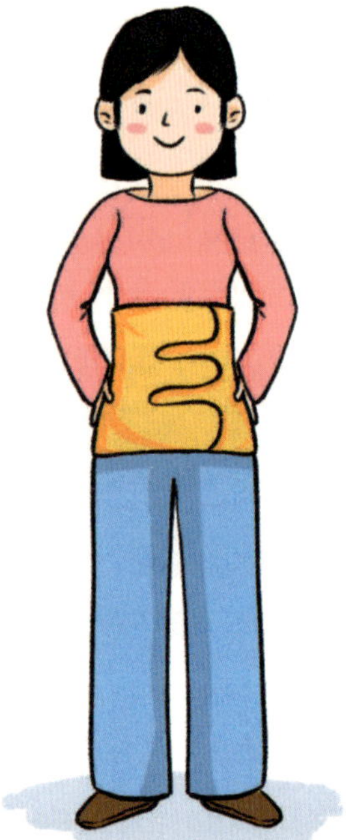
剖宫产孕妇需要用收腹带

● 什么情况下需要使用收腹带？

✓ 行剖宫产的宝妈：非常有必要使用收腹带。

在医院做完剖宫产手术，都会让患者用上医用腹带。主要的目的是对伤口起固定作用，通过压迫作用避免伤口渗血，有利于伤口愈合。另外，疼痛会让宝妈不敢翻身、不敢下床，收腹带可以避免腹部肌肉向外扩张，特别是避免咳嗽时牵扯到伤口，此时如果宝妈使用收腹带护住腹部，可以有效缓解疼痛。

✓ 顺产的宝妈：不推荐产后常规使用收腹带。

虽然收腹带能起到固定腹部形态的作

用，可以减少活动时腹部松弛所带来的不适感，但不宜过频使用，也不建议系得过紧。不当使用会增加腹内压，对盆底肌造成压力，增加子宫等盆腔器官脱垂的风险。

● 如何选择收腹带？

好的收腹带应该具有弹性大、张力适中持久、透气的特性，且接触皮肤面为全棉质地。

● 如何科学使用收腹带？

- ✓ 避免长时间佩戴，使用时可以不定时地打开放松，避免影响血供。
- ✓ 睡觉时需要松开收腹带。
- ✓ 松紧适宜。太松起不到效果，太紧又会影响腹部区域血液循环。
- ✓ 收腹带建议选用截面宽一些的，可以达到耻骨联合左右。
- ✓ 伤口无不适就可以停止使用了。

各位宝妈们，切不可把形体恢复寄希望于收腹带。大多数人通过合理运动和饮食管理，是可以恢复健康身姿的。

| 见红与阴道出血 |

● 什么是见红？

见红属于生理性现象。是指分娩发动前 24 ～ 48 小时内，因宫颈内口附近的胎膜与该处的子宫壁分离，毛细血管破裂而少量的出血，与宫颈管内的黏液相混合，呈淡血性黏液排出，是即将分娩发动的重要象征。

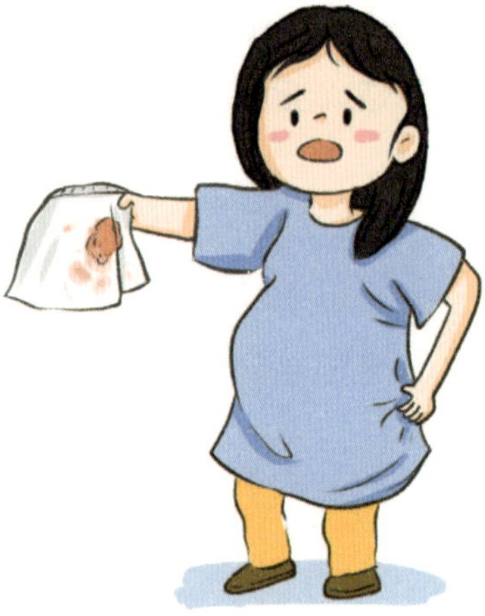
见红

• 见红意味着什么？

见红的出现，意味着孕妈妈的宫颈已经在准备了，马上要进入分娩的“大工程”了！

见红一般为褐色或粉红色的阴道出血，或分泌物内混合有血丝，出血量不多，可以使用例假期的护理垫。（一般来说，不会超过来例假的量）。如果出血量过多且是鲜红色的，孕妈妈就要注意了，这很可能是阴道出血。

• 什么是阴道出血？

阴道出血在孕期的不同阶段均可能出现。阴道出血量较多，达到或超过例假出血量，应考虑是否为病理性出血，常见的原因为前置胎盘或胎盘早剥，要及时到医院诊治！

• 见红与出血的区别

见红与出血的区别

	颜色	量	状态	痛感	黏液
见红	暗红、棕、粉红色	少	时有时无	无	有
出血	鲜红	多（超过月经量）	持续	伴腹痛，伴不规律的阵痛	无

一旦身体出现任何不适，请及时前往正规医院妇产科急诊就诊。

第六章 产后常见问题和护理

母乳喂养

什么是初乳、过渡乳和成熟乳?

乳腺是激素依赖性器官。雌激素、孕激素、催乳素、催产素等相互作用，促进孕期乳房增大和产后泌乳。

乳汁是婴儿最优质的食品。7 天内的乳汁为初乳；7 ~ 14 天的乳汁为过渡乳；14 天后的乳汁为成熟乳。

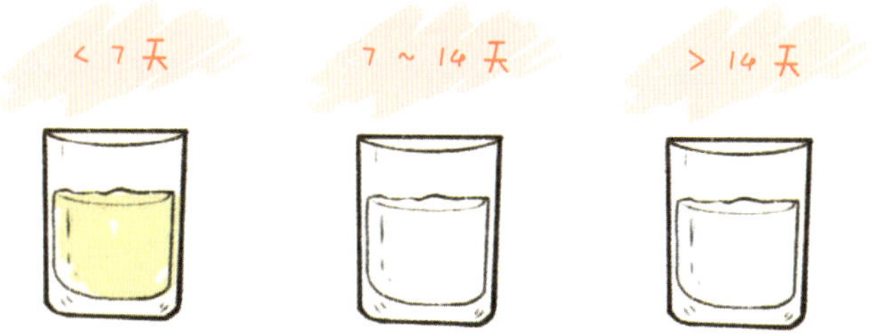

初乳　　过渡乳　　成熟乳

母乳喂养对妈妈有什么好处?

- ✓ 促进子宫收缩，减少妇科疾病的发生。
- ✓ 有利于改善骨质疏松，恢复体重，降低产后抑郁的发生。
- ✓ 6 个月以上的母乳喂养能降低产后糖尿病的发病风险。
- ✓ 可降低女性乳腺癌、子宫内膜癌等的发生率。

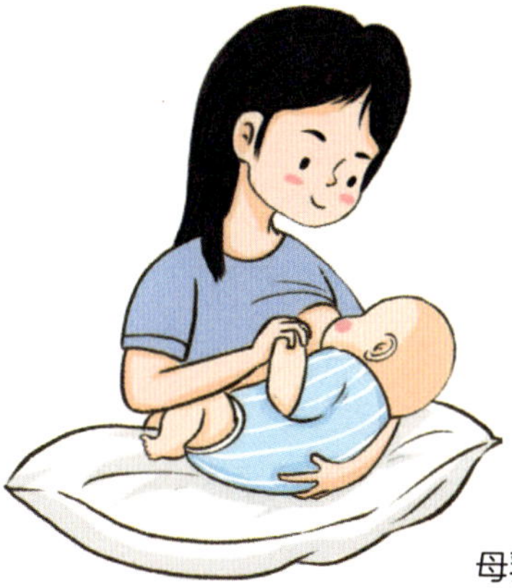

母乳喂养

● 母乳喂养对宝宝有什么好处?

✓ 促进宝宝肠道菌群的建立，降低胃肠道疾病的发生率。

✓ 促进肺成熟，降低呼吸道疾病的发生率。

✓ 母乳喂养的宝宝患哮喘等过敏性疾病、儿童肥胖、Ⅱ型糖尿病及白血病的风险更低。

✓ 促进宝宝心脏、大脑的继续发育和成熟。

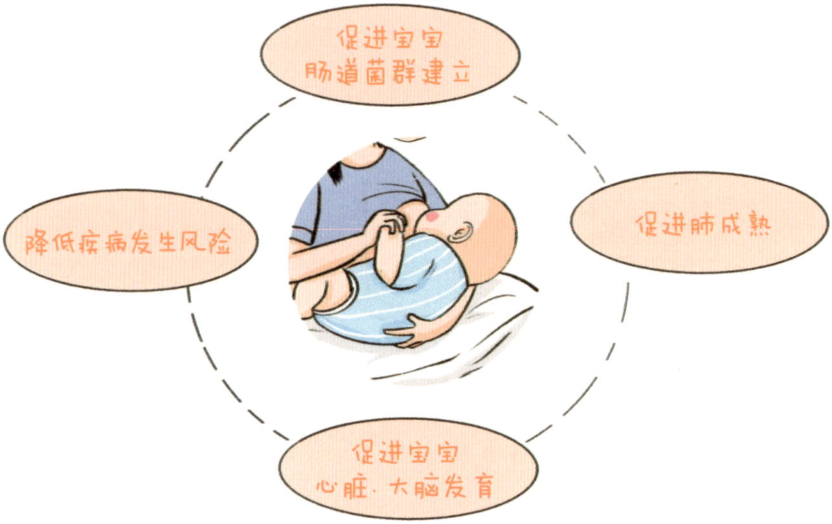

母乳喂养对宝宝的好处

● 母乳是否能给孩子提供充足的营养?

6 个月以内的母乳能提供给孩子充足的营养，包括水分。

● 哺乳前是否应该给乳头消毒?

哺乳前不需要给乳头消毒，清洗就好。

● 下奶药和某些食品能够促进母乳分泌吗?

下奶的最主要措施还是让孩子多吸吮、频繁吸吮。

患病妈妈母乳喂养

乙肝患者能不能哺乳?

感染乙肝的宝妈完全可以母乳喂养，虽然乳汁中存在病毒，但不增加额外感染的机会。

宝宝出生后完成规范乙肝免疫球蛋白及乙肝疫苗注射治疗后，即具有免疫力。即使乳头皲裂或损伤出血、婴儿口腔溃疡等，均可母乳喂养，无须检测乳汁 HBV-DNA 水平。

甲减患者能否哺乳?

甲减患者可以正常哺乳，遵医嘱服用左甲状腺素钠片不影响母乳喂养。

艾滋病患者能否哺乳?

感染艾滋病的宝妈建议人工喂养，不建议母乳喂养，杜绝混合喂养。

如果选择母乳喂养，一定要坚持服用抗病毒药物，正确哺乳，做好乳房护理，避免乳头破损，喂养时间不超过 6 个月，有研究表明，母乳喂养的时间越长，感染的概率越大。千万记住不能混合喂养！如果母乳不足时又添加其他食物，会损害宝宝的肠黏膜，增加腹泻的风险，病毒会更容易进入宝宝体内。

梅毒患者能否哺乳?

感染梅毒的宝妈们可以母乳喂养，但是如果产后需要使用多西环素等药物进行治疗，用药期间不能哺乳。

乳头皲裂

• 什么是乳头皲裂?

乳头皲裂是哺乳期女性的乳头由于多种原因引起的表皮裂开、缺损或浅表性的溃疡，有时伴有出血，甚至并发感染。以初产妇多见，常发生在母乳喂养的早期，多出现在产后 24 ~ 72 小时内。

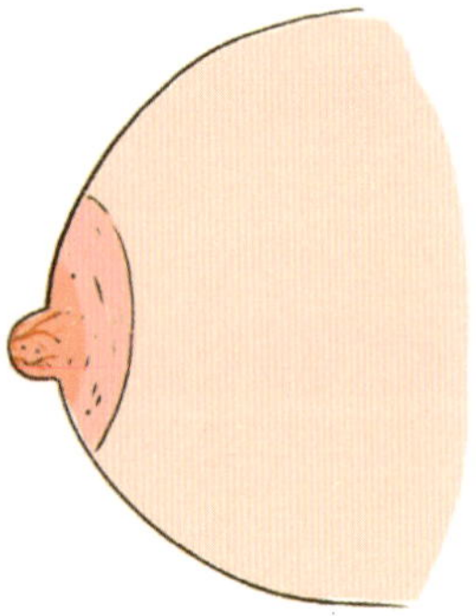

乳头皲裂

• 乳头皲裂的原因有哪些?

✓ 宝宝因素：含接乳房姿势不正确；每日吸吮次数过多，吸吮时间过长。

✓ 母亲因素：过度使用肥皂、酒精等清洗乳头；拔出乳头方法不正确。

✓ 乳房因素：乳头短小、扁平，甚至凹陷。

• 如何预防乳头皲裂?

★ 及时矫正乳头扁平或凹陷

对于乳头扁平或凹陷的孕妇，怀孕 37 周后可采用手法牵拉或乳头吸引器矫正。

✓ 手法牵拉：两拇指平行放在乳头两侧，慢慢由乳头向两侧方向拉开，牵拉乳晕皮肤及皮下组织，使乳头向外突出；然后将两拇指分别放在乳头上下两侧，由乳头向上下纵行拉开，再用拇指、食指和中指捏住乳头轻轻向外牵拉数次。每侧凹陷乳头每日拉伸 10 ~ 15 次，持续 5 ~ 7 分钟，使乳头突出。

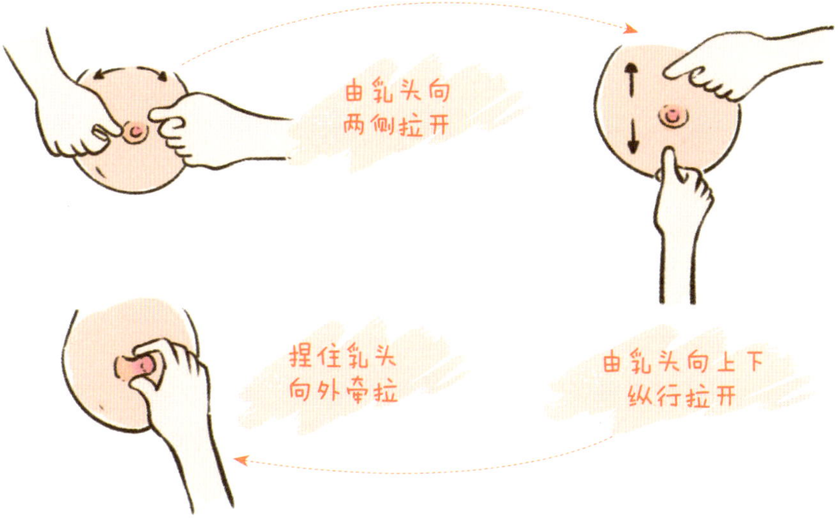

手法牵拉方法

✓ 乳头吸引器矫正：用乳头吸引器吸引乳头，每次吸引 3 秒，吸引数次至乳头及部分乳晕突出。

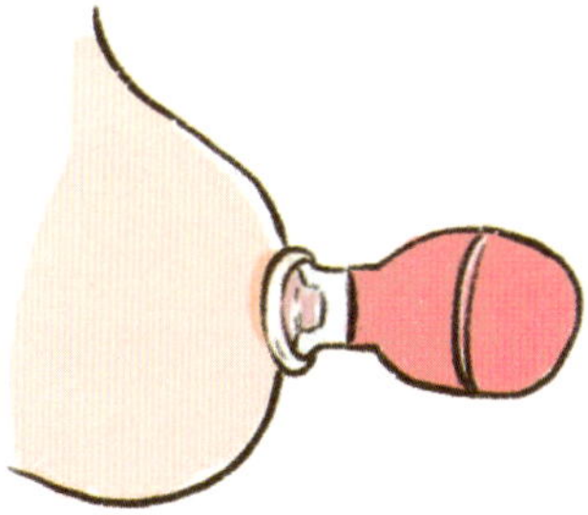

乳头吸引器矫正

★ 掌握正确的喂养技巧

✓ 哺乳前：湿热敷乳房 3 ~ 5 分钟，挤出少许乳汁使乳晕变软，妈妈取舒适的姿势，用乳头轻碰宝宝嘴唇，觅食反射使宝宝张开嘴巴，将乳头和大部分乳晕填满宝宝小嘴，此时宝宝嘴唇是向外突出的。

✓ 哺乳后：用食指轻轻按压宝宝下颏，衔乳能轻松中断，不可强行拉出乳房，以免造成乳头损伤。乳汁有抑菌作用，乳汁中的蛋白能促进表皮修复，哺乳后，可挤出少许乳汁涂在乳头和乳晕上并晾干。

★ 控制哺乳时间

每次哺乳的时间不要太长，以不超过 30 分钟为宜，切忌让宝宝长时间含着乳头，避免乳头被宝宝唾液长时间浸泡。

★ 保证母乳充足

母乳不足促使宝宝用力吸咬乳头也是造成乳头皲裂的原因之一。母乳不足的妈妈要放松心情，保证睡眠充足，注意营养均衡，适当按摩乳房，同时坚持按需哺乳、夜间哺乳。

★ 注意乳头清洁，保护乳头皮肤

孕期每次洗澡时注意乳头的清洁，用温水擦洗乳头和乳晕，拭干水后局部可外涂橄榄油或麻油，促进局部皮肤的强韧性。不要过度使用肥皂、酒精等，避免使乳头皮肤变得干燥、菲薄而产生裂口和破损。

★ 穿着棉质的哺乳内衣

产妇应避免选用化纤类内衣，应穿纯棉的、透气性良好的哺乳内衣，能固定乳房，防止擦伤乳头。

● 如何处理乳头皲裂？

✓ 发生乳头皲裂后首先应评估婴儿含接姿势是否正确，纠正不良的含接姿势。

✓ 轻度乳头皲裂可以继续哺乳，哺乳前不要用肥皂、酒精清洗乳头，可将乳汁或乳头修护霜涂于患处，先喂健侧乳房再喂患侧，也可根据乳头皲裂部位及程度选择相应的乳头保护罩，保护乳头进行哺喂。重度皲裂或疼痛严重者可用吸乳器吸出或挤出乳汁哺喂。

✓ 哺乳后挤出一些乳汁或乳头修护霜涂在乳头、乳晕上，严重者可使用乳头保护罩以减少衣服的摩擦，有助于皲裂乳头的愈合。

相信准妈妈们只要掌握了以上乳头皲裂的防护方法，就能及时有效地排除母乳喂养道路上的这道障碍，将母乳喂养成功坚持下去！

乳汁淤积

乳汁淤积，俗称“堵奶”，是哺乳妈妈最常遇到的问题。多表现为乳房的结块、压痛，伴有发热、白细胞增高等症状。

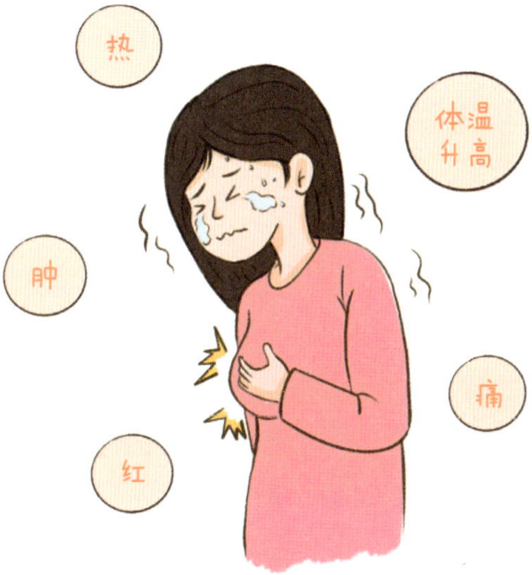

乳汁淤积的症状

● 哪些人易发生乳汁淤积？

不是只有奶水过多的妈妈才容易堵奶，对照下面看一看自己是否属于堵奶易发人群：

- ✓ 乳房发育不良或乳房受到挤压。
- ✓ 哺乳时间不规律。
- ✓ 哺乳姿势不正确。

✓ 喜食油腻。

✓ 常爱生气或情绪有巨大波动。

● 乳汁淤积发生时的错误做法

一边面对嗷嗷待哺的宝宝，一边面对疼痛难忍的乳房，当乳汁淤积突然来临时，新手妈妈情急之下可能会病急乱投医，采用一些不合适的方法：

★ 错误做法一：热敷

在人们的传统印象中，热水和热敷总能解决一切问题。但热敷也要分情况，如果只是单纯的乳汁淤积，没有红、肿、热、痛等表现的时候可以热敷缓解疼痛，如果发红发肿伴随疼痛就要冷敷了。

★ 错误做法二：使用吸奶器

如果使用吸奶器用力太大，或是太过频繁，可能会造成乳房进一步肿胀，加重乳汁淤积。

★ 错误做法三：大力按揉

大力按揉无益于乳汁排出，反而可能增加新的伤害！

乳汁淤积时，局部压力大，而水肿挤压到乳腺管会让乳汁更难排出。如果直接在硬块位置大力按揉，相当于在已经水肿的组织上再施加外力。不仅乳汁排不出多少，更重要的是会导致乳腺组织、淋巴组织、皮肤等被外力损伤。不当地大力按揉有可能导致乳腺炎甚至化脓性乳腺炎！

★ 错误做法四：自行停止哺乳

有的宝妈一看乳汁淤积了，就觉得奶“馊了”，不能给宝宝喂了。

但其实乳汁淤积的时候是可以给宝宝哺乳的，而且最好多喂。宝宝是最好的“通乳师”，这是最有效的通奶方法。在吃奶使劲这方面，没有什么比宝宝更在行了！

● 乳汁淤积发生时的正确做法

✓ 乳汁较多，整个乳房皮肤紧绷，婴儿难以含住乳头吸吮时，可挤出部分乳汁使乳晕变软，以便婴儿能正确含吮大部分乳晕。

✓ 按需喂养宝宝，及时挤出多余乳汁。

✓ 已有乳头破溃或皲裂者，如疼痛剧烈可用“乳头护罩”哺乳，也可用吸奶器轻柔挡位吸出乳汁或用手挤出乳汁后再喂给宝宝吃。

✓ 如乳汁淤积形成乳腺硬块，局部出现红、肿、热、痛，妈妈出现高热、寒战，可能提示因细菌感染进一步发展为乳腺炎，这时就该及时去医院诊治。

母乳不足

很多妈妈都知道，母乳是新生宝宝最好的食物，但是常觉得心有余而力不足。看到宝宝哇哇哭闹、频繁夜醒、不够壮实，总认为是自己母乳不足的问题。

● 把母乳挤出来，能反映真实“产量”吗？

母乳妈妈很难准确地判断宝宝到底吃了多少毫升，于是总怕宝宝吃不够。一些妈妈还会把母乳用吸奶器吸出或徒手挤出来判断奶量。这是大可不必的。

首先，挤出来的奶量并不等于实际母乳量。宝宝作为吃奶高手，吮吸的效率远远高于吸奶器和手挤奶的效率。所以，挤出来的奶量比母乳妈妈的真实奶量小，无法作为评估参考。

再者，大人有心情好了多吃几口、消化不好了少吃一点的情况，宝宝也是一样的。老人常说：“猫三天、狗三天”，并没有宝宝每顿必须吃多少的标准。所以母乳主要遵循按需哺喂。

《中国居民膳食指南（2016）》里也提到，母乳喂养时，不需要将乳汁挤出称重来估计婴儿的摄乳量，可通过观察婴儿的情绪或尿量来判断母乳摄入是否充足。

● 如何判断母乳是否足够？

★ 看尿量

一般来讲，婴儿一天（24 小时）能尿湿 5 ~ 6 个纸尿裤，基本可作为一个辅助的评判标准。

★ 看便便

新生儿胎便转黄（一般 3 天，超过 5 天要谨慎），之后一天大于 3 次黄色便便，每次的量为拇指和食指做 OK 手势时形成的圆圈大小。

★ 看生长发育

定期带宝宝体检，记录、监测生长曲线。只要宝宝身长、体重、头围等都在正常范围内，基本可以判断宝宝的生长正常，从而说明奶量也是正常的。

★ 听声音

宝宝吸吮时可以听见吞咽声，甚至奶水比较急的时候，宝宝的嘴角还有奶水流出；哺乳完之后，宝宝的状态有满足感。

● 怎样能让母乳多一点？

★ 多亲喂

产奶的原理并不复杂，简单来说：越吃越有。身体是很聪明的，如果我们让大脑总是感觉到奶水需求很高，宝宝总是不够吃，那它就会下令多产一些母乳。所以妈妈可以让宝宝多吮吸，让乳房总是处于“空空如也”的状态，于是大脑认为供不应求，就会指挥身体多产一些母乳来满足需求。

千万不要等到已经涨奶了再去哺乳，否则大脑会误以为产的奶没有排出的需求，所以就会减少产量。当然，更不要盲目地添加奶粉，那样母乳也会越来越少。

★ 充分休息

身体得到充分休息，会明显影响到母乳妈妈的“产量”。充足的睡眠，是母乳这个“工厂”好好运作的基础。所以为了宝宝的“口粮”，快把娃爸训练出来吧，换尿布、抱娃这种力气活，就交给有力气的男人们。

★ 树立信心

民间有句话叫“没有不够吃的母乳，只有不会哺乳的妈妈”。虽然这句话有些绝对，但也从一定程度上反映出树立母乳信心的重要性。

相信自己有奶，就会有奶。一开始就垂头丧气，觉得自己没奶，宝宝一哭就打退堂鼓，真的很打击士气啊！

★ 家人支持

不要认为母乳喂养是母乳妈妈一个人的事情。全家人的支持非常重要！为妈妈提供均衡健康的饮食、舒适的生活环境、愉快的情绪价值，能够极大促进母乳喂养。

关于母乳不足，还要强调一下，即使追奶再急切，也要慢慢来，在减少配方奶的过程中，每天注意观察宝宝的大小便情况，别让宝宝真的不够吃，从而影响生长发育哦。

会阴护理

拼尽了全身力气终于卸货，会阴撕裂、侧切、剖宫产，身体诚实地留下了曾经的痕迹。产后除了全身心地照顾新生儿外，产后伤口的护理也显得尤为重要。在产后会阴伤口护理方面，一定要注意下面几点：

● 正确的卧位

侧切伤口一般在会阴左侧，应该采取右侧卧位（即健侧卧位）或仰卧位，以减少恶露污染伤口，有利于伤口恢复。撕裂伤口一般以舒适体位为主。

• 会阴擦洗

配合医护进行会阴擦洗， 确保切口周围无残留血迹，有水肿时要及时告知医护人员。

• 保持外阴清洁和干燥

产后穿棉质内裤，垫上卫生纸利于透气，注意及时更换卫生纸，防止潮湿导致细菌滋生。内衣裤要在通风处晾晒。

• 伤口护理

每次如厕后，擦拭顺序应从前向后，以免污染伤口。最好采用流动温水从前往后冲洗，待干后喷洒伤口护理药（伤口表面打湿即可）。

• 增强产后营养

产后要注意加强营养，多摄取高蛋白饮食。产后 1 周内，可以增加蛋白质食物，如瘦肉、鸡蛋等。高蛋白可以促使伤口尽快愈合。多吃粗纤维的食物，以防形成硬便难以排出，影响会阴伤口。

• 保持大便通畅

产后排便采取坐式更为舒适；产后多喝水（每天约 2000 毫升温水），多吃蔬菜和常温水果，多摄取高纤维食物以避免便秘。有严重便秘者，可适当使用开塞露或及时就医。

• 不拆线

伤口缝合线是一种可吸收的肠溶线，无须拆线。吸收的程度和速度因人而异，个体差异比较大，一般在 14 天左右开始吸收。如果缝线不吸收，务必到医院找医生查看处理。

• 注意用手卫生

进行伤口护理前后要勤洗手。

| 哺乳期用药 |

母乳是人类赋予孩子最宝贵的财富，也是婴儿在生命初期最好的食物。在母乳喂养中，妈妈们会遇到各种各样的问题和困惑，而哺乳期用药一直是备受关注的话题之一。妈妈既怕吃药伤害到宝宝，又怕不吃药耽误治疗最终也会影响母乳喂养，真的很纠结。

● 药物安全等级

目前哺乳期合理用药在国内比较常用的是由临床药理学家、儿科学教授 Hale 推出的《药物与母乳喂养》的 L 分级（LRC），根据药物对哺乳影响的危险等级分为 L1 ～ L5 五个级别。

● 哺乳危险等级

L1 ～ L5 五个级别

哺乳危险等级	解释
L1	安全
L2	比较安全
L3	可能安全
L4	可能有害
L5	有害

L1 和 L2 级别的药物一般认为对于乳汁作用很小，不影响继续母乳喂养。但注意如果长期使用或大剂量使用也可能会导致严重不良反应。

● 药物选择

✓ 尽量选择单一成分的药物，避免复合制剂。

✓ 应选用速释剂型，尽量避免缓释、控释剂型，以防止药物在体内停留时间过长。

✓ 在不影响疗效的前提下，应该偏向选用：雾化或外用药＞口服药＞静脉用药。

✓ 用药时间选在亲喂结束后或者宝宝夜间进入长睡眠后。

✓ 尽可能服用最小的有效剂量。

● 恢复哺乳时间

如果哺乳期使用禁用药物，一般 5 个半衰期后恢复哺乳（药物半衰期指的是血液中药物浓度或者是体内药物量减低到 1/2 所花费的时间，通常说明书中可查阅到）。

● 哺乳期用药安全

哺乳期用药安全等级对照表

药物名称	LRC	LacMed
解热镇痛药		
布洛芬、对乙酰氨基酚	L1	安全
阿司匹林	L2	低剂量可使用
提示：如果哺乳的母亲使用阿司匹林，关注婴儿是否有瘀伤和出血		
抗生素类		
青霉素类 青霉素 G、氨苄西林、舒巴坦、阿莫西林、阿莫西林克拉维酸钾 头孢类 头孢氨苄、头孢地尼、头孢克洛、头孢曲松、头孢他啶、头孢西丁、头孢唑啉、头孢唑肟 其他 万古霉素、克拉霉素、莫匹罗星	LI	可以使用

续表

药物名称	LRC	LacMed
青霉素类 氨曲南 头孢类 头孢噻肟、头孢吡肟、头孢泊肟酯、头孢呋辛、头孢克肟 大环内酯类 阿奇霉素 氨基糖苷类 庆大霉素、阿米卡星、妥布霉素 其他 克林霉素、甲硝唑、氧氟沙星	L2	青霉素类、头孢类可使用； 阿奇霉素预计不会对母乳喂养的婴儿产生不利影响； 氨基糖苷类乳汁含量很低，一般不会产生全身效应； 克林霉素必须用时，没有理由暂停母乳，如可替代建议更换； 甲硝唑有争议； 氧氟沙星可用，用药后 4 ~ 6 小时内暂停哺乳可减少暴露
大环内酯类 红霉素 氨基糖苷类 链霉素 其他 多西环素、环丙沙星、美罗培南	L3	红霉素、美罗培南可使用； 链霉素乳汁含量很低，一般不会产生全身效应； 环丙沙星可用，用药后 3 ~ 4 小时内暂停哺乳可减少暴露； 多西环素，许多综述提出在母乳喂养期间禁用
提示：可能导致过敏、肠道菌群失调、念珠菌病（鹅口疮、尿布疹）等；氨基糖苷类有罕见血便报道；大环内酯类有罕见肥厚性幽门狭窄的报道；母亲局部使用抗生素类对婴儿的风险可以忽略不计，用于乳房注意哺乳之前进行清洗		
抗病毒类		
阿昔洛韦、伐昔洛韦、奥司他韦	L2	预计不会对婴儿产生任何不良影响
金刚烷胺	L3	有潜在的不良影响
利巴韦林	L4	无建议
抗真菌药物		
制霉菌素	L1	可以使用

第六章

续表

药物名称	LRC	LacMed
克霉唑、咪康唑、酮康唑	L2	酮康唑，有潜在的肝毒性； 前两者产生不利影响小
两性霉素 B	L3	多认为在哺乳母亲中使用是可以接受的
提示：用药期间可引起呕吐、腹泻等		
呼吸系统药物		
布地奈德、沙丁胺醇	L1	可以使用
异丙托溴铵、特布他林	L2	可以使用
茶碱、右美沙芬、伪麻黄碱	L3	茶碱，新生儿、早产儿应谨慎； 右美沙芬，预计不会影响哺乳婴儿； 伪麻黄碱少量使用对婴儿的影响小，但会减少乳汁
可待因	L4	禁止使用
提示：茶碱使用可能偶尔会引起婴儿的刺激、烦躁和不安的睡眠，新生儿尤其是早产儿最有可能受到影响		
消化系统类药物		
西咪替丁、硫糖铝、泮托拉唑	L1	西咪替丁，不良反应小，但有转氨酶抑制风险； 硫糖铝，可以使用； 泮托拉唑，预计不会对母乳喂养的婴儿造成任何不良影响
奥美拉唑	L2	预计不会对母乳喂养的婴儿造成任何不良影响
多潘立酮、乳果糖、聚乙二醇	L3	多潘立酮，美国未上市； 乳果糖无数据； 聚乙二醇可以使用
蒙脱石散、开塞露	无	无数据
提示：腹泻、通便药物主要在肠道起作用，很少进入血液，哺乳期可以安全使用		

续表

药物名称	LRC	LacMed
心血管类药物		
地高辛、硝苯地平、尼莫地平、普萘洛尔、美托洛尔、维拉帕米、卡托普利	L2	地高辛，尼莫地平，普萘洛尔，美托洛尔，维拉帕米，卡托普利，哺乳期预计不会对婴儿造成任何不良反应； 硝苯地平，婴儿没有不良反应的报道
倍他洛尔	L3	无数据
硝普钠	L4	避免使用
提示：用药期间可引起困倦、心律失常、面色苍白、喂养和体重增加不良		
甲状腺疾病药物		
左甲状腺素、促甲状腺素	L1	可以使用
丙硫氧嘧啶、甲巯咪唑	L2	低剂量可以使用
提示：甲状腺类药物使用期间，注意监测甲功，丙硫氧嘧啶应警惕肝毒性		
降糖药		
胰岛素、二甲双胍	LI	胰岛素可使用； 二甲双胍：新生儿、早产儿、肾功能不全婴儿的哺乳母亲应慎用
格列本脲	L2	可以使用
提示：糖尿病药物使用期间，可引起呕吐、腹泻、体重增加和低血糖症状		
抗癫痫、抗抑郁药物		
卡马西平、苯妥英、丙米嗪	L2	未发现对婴儿生长和发育的不利影响
地西泮、氯丙嗪、阿普唑仑	L3	地西泮、氯丙嗪需谨慎使用； 阿普唑仑可使用，但新生儿尤其是早产儿应谨慎
丙戊酸	L4	哺乳期间丙戊酸单一疗法似乎不会对婴儿的生长或发育产生不利影响，有肝毒性、血小板减少的报道
提示：镇静或亢奋，喂养困难，体重增加，部分患儿需监测转氨酶、血常规		

续表

药物名称	LRC	LacMed
糖皮质激素		
泼尼松 / 泼尼松龙	L2	小剂量可以哺乳
地塞米松	L3	没有数据，建议替换
提示：大剂量使用糖皮质激素后可能会减少乳汁分泌，暂停哺乳 2 ~ 4 小时可减少乳儿的暴露		
抗过敏药物		
氯雷他定	L1	小剂量使用
西替利嗪	L2	小剂量使用
氯苯那敏	L3	偶尔小剂量可使用
提示：轻微镇静作用，嗜睡减少乳汁分泌		
其他		
硫酸镁	L1	母乳含有镁，哺乳期使用只会轻微增加乳汁中镁的含量，但产后静脉使用硫酸镁 > 6 小时可能会延迟泌乳开始

·温馨提示

评级不是一成不变的，部分药物的分级可能因新的研究结果而改变。任何药物的应用，均应在医生的指导下服用，切勿自行购买服用。看病时应主动向医生说明自己正在哺乳，在医生的指导下科学合理使用药物。

月子病

时代发展，观念更新，很多人追求生完即解放。那么，生完真的不用坐月子吗？

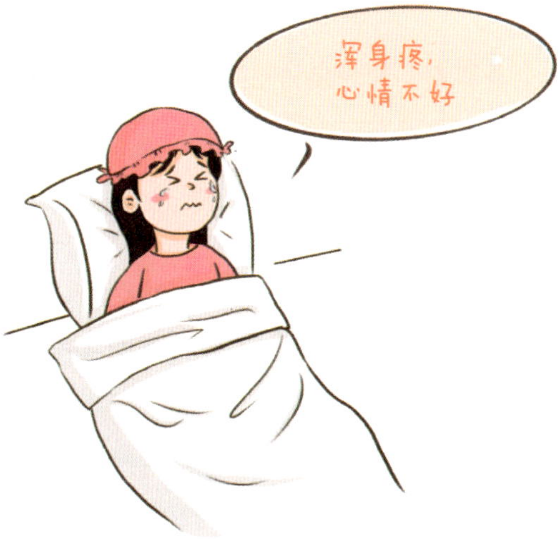

月子病

老祖宗留下来的“坐月子”是否科学？

老祖宗留下来的“坐月子”习惯是有道理的。首先中国人的饮食习惯是吃五谷杂粮等碳水化合物，而西方人则习惯吃牛肉、奶制品等高蛋白、高热量的食物。饮食结构的差异，在某种程度上使得中国人的体质与西方人的体质有所区别，再加上气候、生活习惯等因素，因此，不能简单地将欧美国家的生活观点、生活习惯完全套用在中国妈妈身上。

什么原因会引起月子病？

“月子”即为产妇分娩后的产褥期。民间有“小月子”和“大月子”的说法，通常说的“小月子”是指产后 1 个月左右，除乳腺外，子宫和其他脏器基本恢复至孕前水平。“大月子”是产后 100 天，这一段时间体能等方面也有了明显的提升。这与我们现代医学对产褥期保健的认识不谋而合：产后42天及产后12周的女性保健检查。

医院里经常见到因为产褥期护理不当出现关节、肌肉酸痛，畏风怕冷、虚汗涔涔、失眠头痛等症状，即民间俗称的“月子病”。

中医认为产后“多虚多瘀”，产后调护不当，极易引起月子病。其病因、病机主要为：

★ 产后百脉空虚

分娩后产妇全身肌肉、肌腱的弹性和力量下降，如果产妇过早、过多地从事家务劳动或者抱小孩，会加重关节、肌腱和韧带的负担，导致手腕、手指、腰、膝、足跟等部位发生劳损性疼痛。

★ 产后玄腑大开、腠理疏松

分娩后皮肤排泄功能旺盛，大量出汗，此时最恶风寒。若此时起居不慎，风邪乘虚而入，凝滞血脉，会导致全身各处关节疼痛。

★ 产后耗气伤血

分娩后产妇钙补充不足，机体将会动员全身骨钙入血，以满足胎儿生长发育及哺乳需要，从而引起骨骼关节疼痛。

• 令人惧怕的月子病该怎么预防呢？

✓ 精神调摄，保持心情舒畅，不令气血壅滞，同时家人也要充分给予关爱。

✓ 秋、冬、早春要防寒保暖，暮春、夏季切勿贪凉饮，及时增减衣物，保持身体清爽。

✓ 尽调五味，应做到均衡饮食，少量多餐，多食易消化、富含蛋白质、维生素、钙、磷的食物，适当进食红枣、桂圆、黄芪、当归等益气养血的食物。

• 如果得了月子病怎么办？

如果已经发生了月子病，如产后身痛（腱鞘炎、腰背疼痛，膝关节、足跟痛等）、产后汗证（自汗、盗汗）、便秘、失眠、乳汁不足等，要及时去正规医院辨证求治。

月子病虚实夹杂，中医本着“勿拘于产后，亦勿忘于产后”的原则，以益气养血温经为主，结合针灸、火罐、热敷等中医特色疗法，及时就医，预后良好。

● 流言粉碎机

问：“坐月子”不能吹空调？

答：错！夏季炎热，用空调降温并非不可，但是不要对着产妇、婴儿直吹。

问：“坐月子”要避免吹风，即使夏季也要戴帽子、穿长衫长裤？

答：错！夏季要注意防暑纳凉，衣着以舒适凉快为主，家中也要注意通风换气。

问：“坐月子”不能洗头、洗澡？

答：错！顺产后 2 ~ 3 天，剖宫产后 5 ~ 6 天就能洗头、洗澡。产妇要注意做好自身清洁，同时也要防止伤口感染，建议用温水淋浴，沐浴后注意擦干，以防感冒。

问：“坐月子”期间不能吃盐，盐吃多了影响下奶？

答：错！真相是：生产后，产妇出汗多，如果不及时补充盐，容易使产妇感觉无力，也影响食欲，建议正常摄入盐类。

问：“坐月子”不能随意走动？

答：错！顺产后即可进行适当的活动，产褥期要避免长期卧床，否则容易引起下肢血栓及子宫复旧不良等问题。

问：“月子病”必须再坐一次月子才可以治愈吗？

答：错！民间常说的“月子病月子治”，并非需要再一次生育才能治病，相反再一次生育的生育成本大，同样要经历产后多虚多瘀的身体变化，非但不能治愈，有可能还会加重病情。在月子期间如果出现了月子病，应当及时就医，应遵循科学原则，不应拘泥于传统习俗。

产后脱发

都说生娃就像对女人的一把“杀猪刀”，没想到还是一把“割草刀”。产后脱发，“秃”如其来，家里哪儿都有头发，床上、桌上、水池边……唯独头上没有。姐妹，产后脱发，你不是一个人！

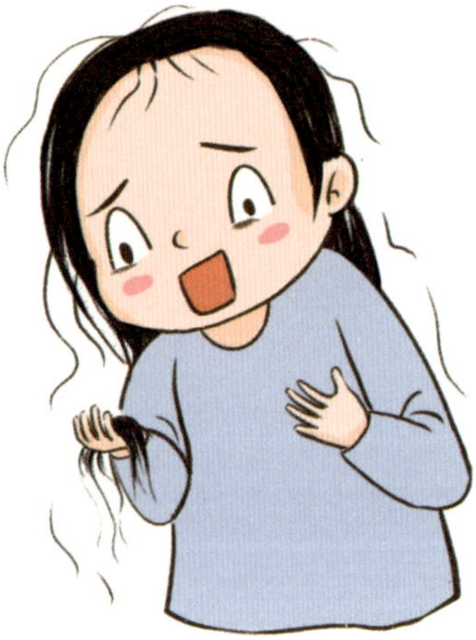

产后脱发

产后脱发在医学上称为休止期脱发。正常情况下，女性每天掉发大约 100 根，而在生产后 1 ～ 5 个月后，头发生长状况发生变化，开始大量掉落，这种情况会持续 15 个月左右。

毛发的生长周期可分为生长期（3 年）、退行期（3 周）和休止期（3 个月）。生长期毛发呈积极增生状态，退行期毛发则停止积极增生，而休止期毛发的毛囊萎缩，使毛囊最终脱落。正常情况下，毛发生长与脱落处于动态平衡。

● 产后脱发的常见原因有哪些?

★ 激素改变

孕期雌激素量增多，头发生长较为旺盛，生产后体内雌激素含量开始减少，体内性激素的比例恢复到怀孕前的正常平衡状态。因雌激素的降低，会造成头发脱落较多的现象出现。

★ 精神因素

精神因素与头发的关系很密切。刚升级为新手妈妈，睡眠质量一般较差，或在育儿方面有较大的精神压力、负性情绪和沉重的心理负担等都会使毛发脱落。头发脱落又会成为新的精神刺激因素，如此循环不止，脱发越来越多。

★ 营养不足

很多新手妈妈心里会这样想：好不容易“卸货”，终于可以追求体形美了！因而在饮食上容易节食、挑食。但是，哺乳期的营养需求恰恰又比平时高，如果再遇上食欲不振、消化不良或吸收差，使蛋白质、维生素和微量元素缺乏，会影响头发的正常生长与代谢而致脱发。

★ 妊娠期反应

一部分孕妇妊娠期反应非常严重，会有呕吐、厌食等情况存在，造成营养缺失，也会不利于头发生长。

● 产后脱发有什么特点?

头发先从前额头发的三分之一处开始脱落，可出现发际线后移，随后两鬓和头顶部头发逐渐脱落，最后波及整个头皮，使得头发看起来稀疏、枯黄。

● 产后脱发有哪些注意事项?

✓ **保持心情愉悦：**在孕期和哺乳期要保持心情舒畅，避免精神紧张，紧张的情绪只能加重脱发程度。需认识到产后脱发是暂时的，无须过度害怕、焦虑、抑郁，甚至精神崩溃，以免形成恶性循环，导致精神性脱发。

✓ 注意饮食：应加强营养，不能挑食、偏食和忌口。多食新鲜蔬菜、水果、动物性蛋白质、海产品、豆类、蛋类等，以满足头发及身体对营养的需要。

• 如何护理头发？

✓ 选用性质温和、适合的洗发用品，定期清洗头发。洗发时应在淋浴下顺着头发的生长方向轻轻梳洗，不要全部拢到前面或由枕后向前额用力搓洗。

✓ 经常用木梳梳头，或者用手指有节奏地按摩、刺激头皮，可促进头皮的血液循环，利于头发的新陈代谢，加速新发生长。

✓ 尽量减少染发和烫发。烫发过勤会使毛发的角质细胞受损，使发丝干枯、缺乏弹性、纠缠易打结，甚至分叉和折断。染发液对头发有不同程度的损伤，所以应尽量避免，否则会增加脱发的严重程度。

✓ 及时就医。如果脱发严重，影响到心理和生活质量，可以寻求皮肤科医生的帮助，采用药物或微针疗法等进行治疗。

| 腹直肌分离 |

很多宝妈虽然已经卸货许久，但小肚子依然有它的脾气。即便顿顿少吃、天天减肥，肉肉还是丝毫不见少。除了孕期因为补充营养打下的“江山”，还有一种可能——腹直肌分离。

• 什么是腹直肌分离？

腹直肌是位于腹部的两条纵行肌肉，具有保护腹部，维持腹内压，参与完成排便、分娩、呕吐等生理功能，并能降肋助呼气，也能使脊柱前屈、侧屈和旋转等。

怀孕过程中，子宫逐渐变大，腹部所承受的压力也在逐步增大，腹肌被过度拉伸，由原来的 2 厘米被撑开很大，就出现了腹直肌分离，它是一种产后常见的损伤。

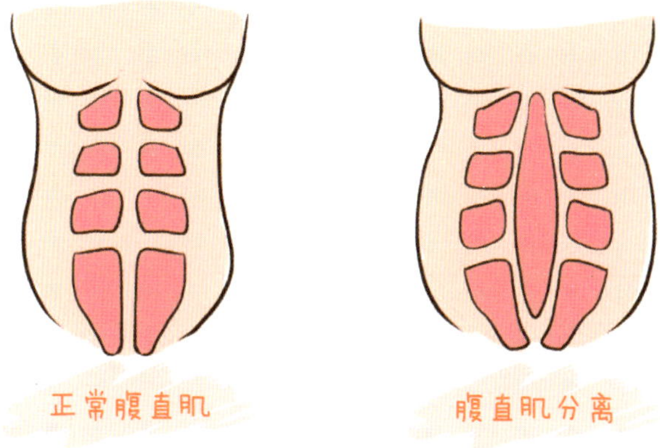

腹直肌分离

● 腹直肌分离的原因

怀孕期间，随着胎儿的逐渐增长，妈妈的肚子也被撑得越来越开。反映在腹直肌上，就是在由内而外压力的作用下由中间向两侧扩张，一点点分离。我们可以将腹直肌想象成两扇关好的门，被外力从里面推开的过程。

另外一种原因：缺乏锻炼、肥胖、先天性腹直肌发育不良等也会造成腹直肌分离。像我们平时见到的啤酒肚、腹部脂肪突出等，均会对腹腔施加严重的压力，造成了两侧肌肉越来越远，从而形成肌肉分离。

● 腹直肌分离的危害

✓ 产后容易出现腰背痛：腹直肌分离的程度越深，腹部肌肉力量就越弱，对腰背部的承托力就越小。

✓ 生完孩子肚子依旧不平坦：腹直肌分离会引起体态的改变，影响骨盆的中立位，导致骨盆前倾，腹部突出。

✓ 导致肠胀气：腹直肌分离严重者会使腹腔内部脏器下移，有可能出现消化不良等症状。

● 腹直肌分离如何自测？

仰卧，两腿弯曲，露出腹部，左手在头后支撑，右手食指和中指垂直探入腹部，身体放松，然后将上身抬起，感觉到两侧腹肌向中间挤压手指。

如果感觉不到挤压，那么就把手指向两边挪动，直到找到紧张的肌肉，测量两侧肌肉的距离。

腹直肌分离数值

正常	2 指（包含 2 指以内）	不用管
需改善	2～3 指	加强锻炼
需就医	3 指以上	到院检查

● 如何避免腹直肌分离？

✓ 从备孕开始，加强核心肌群训练，如练习瑜伽或进行平板支撑等。

✓ 孕期也可以适量锻炼，比如加强腹式呼吸锻炼。

✓ 孕期也可以补充加强肌腱力量的优质蛋白，避免体重增长太快而加重腹直肌分离。

✓ 医生在剖宫产术中会根据情况缝合腹直肌，孕妈产后 42 天到医院复查也会进行腹直肌检查。

✓ 如果检查发现腹直肌分离较轻，产后 1 年也可自行恢复。若分离严重，可在医生指导下通过运动、腹直肌修复等进行干预。切勿盲目通过仰卧起坐等训练来锻炼腹直肌，不仅无用，甚至还可能加重腹直肌的分离。

最后，就算腹部不能恢复到孕前一模一样，也不必太过焦虑，毕竟这是成为母亲的印记。通过积极锻炼或正规治疗，其实大部分腹直肌分离都能得到显著改善。

副乳

什么是副乳?

每一位女性生来都有两排乳腺嵴，分布在腋窝到腹股沟连线范围内，会形成 8 ~ 12 对乳房。但在出生后这些乳房就退化了，只有第 4 ~ 5 肋间这一对乳房长出来了。如果其他乳房长出来，那就是形成副乳了。

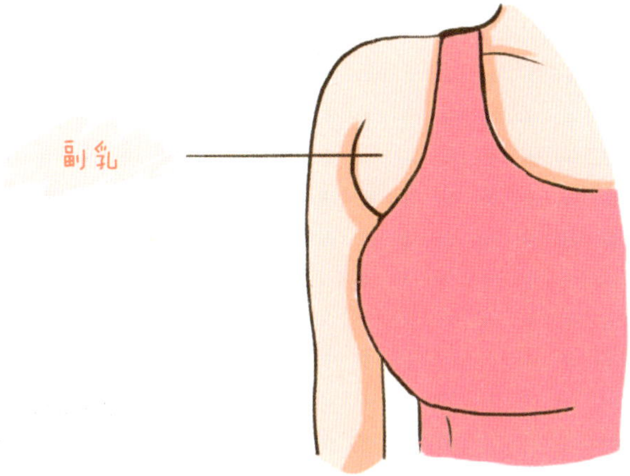

副乳

孕期为什么会出现副乳?

孕期在雌激素、孕激素的作用下，乳房会逐渐增大，为哺乳做准备。相应的，那些退化了的乳房也有可能在激素的刺激下逐渐长出来，最终形成副乳。

副乳也是乳房

副乳也是乳房，含有乳腺腺泡细胞，在哺乳期会产生乳汁。但是，没有乳头，乳汁排不出来，所以，会导致乳汁淤积，结块，胀痛不适等问题。

• 孕产期如何护理副乳？

- ✓ 减少刺激。
- ✓ 对于疼痛可以局部热敷。
- ✓ 断奶后 3 ~ 6 个月复诊超声检查明确诊断。

• 需要手术的副乳

- ✓ 副乳太大影响工作和生活。
- ✓ 副乳局部有明显结节，超声检查已明确诊断。

尿潴留

• 产后第一泡尿真的很重要吗？

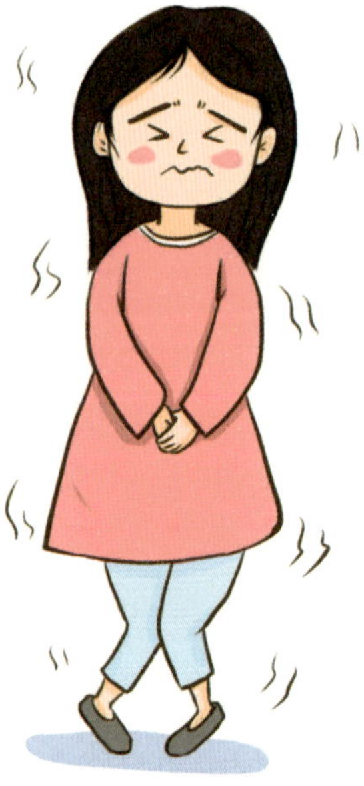

尿潴留

对于顺产的宝妈来说，产后 6 小时内就应该自主排尿。并且排尿时应注意排尿是否顺畅以及尿量的多少。

尤其是产程比较长的宝妈，长时间胎头压迫膀胱，导致膀胱神经、肌肉麻痹、水肿，会阴侧切伤口疼痛等都可能导致宝妈没有尿意、有尿意尿不出，从而导致尿潴留。

• 尿潴留会导致什么不良后果？

产后尿潴留是产褥期女性常见并发症之一。如未及时诊治，可能导致膀胱过度膨胀，并进一步损伤膀胱逼尿肌和副交感神经，甚至发生膀胱破裂。尿潴留也会引起子宫收缩乏力，引发产后出血，严重影响产妇的生活质量。

● 如何预防产后尿潴留？

✓ 顺产回到病房后，尽量在 2 小时内下床活动，且下床要遵守下床三部曲（床上坐起 30 秒、床边坐 30 秒、站立 30 秒）进行。

✓ 时不时用手按压膀胱区（膀胱位于盆腔内部，距肚脐下面 5 ～ 10 厘米），只要有尿意就应去卫生间解小便，切莫憋到难以忍受的程度，从而导致尿潴留。

✓ 对于产后就有尿意、反复尝试尿不出者，应及时告知管床医生、护士，此时他们会告知一些应对方法，比如：坐在马桶上放松（请放心，会阴伤口不会因为坐在马桶上而裂开）、打开水龙头听流水声、药物干预等。

对于上述处理措施无效者，就需留置导尿管，让膀胱充分休息。通常留置尿管时间根据初次导尿量决定，常为 1 ～ 7 天。

漫长又幸福的孕期结束了，
此刻，全世界最可爱的宝贝，
那么软糯、香甜地
躺在你的怀里。

快留下这珍贵时刻吧！

爱的留档

出生日期：________________ 宝宝昵称：________________

出生体重：________________ 出生身长：________________

爸爸对宝宝说：

____

____

____

妈妈对宝宝说：

____

____

____

小脚印留念

全家福留念